SpringerWienNewYork

SOZIALE DIENSTE
ADVENTMISSION
Dienen mit Herz

Brücken zwischen dir und mir
-
Betreuung zu Hause erleben

Christine Illetschko
Wien, Österreich

Springer-Verlag Wien New York ist ein Unternehmen von
Springer Science+Business Media
springer.at

Graphische Gestaltung: Peter F. Kupfer
Fotos: Peter F. Kupfer
Druck: Holzhausen Druck & Medien GmbH. 1140 Wien, Österreich
Gedruckt auf säurefreiem, chlorfrei gebleichtem Papier – TCF
SPIN: 12077687

Mit 12 Abbildungen

Bibliografische Information der Deutschen Bibliothek
Die Deutsche Bibliothek verzeichnet diese Publikation in der Deutschen Nationalbibliografie; detaillierte bibliografische Daten sind im Internet über http://dnb.ddb.de abrufbar.

ISBN-13 978-3-211-73504-6 Springer-Verlag Wien New York

Gewidmet in Dankbarkeit und Achtung allen Personen
im Hauskrankenpflegebereich.

Heißt es nicht:

„Was ihr dem geringsten meiner Brüder getan habt,
das habt ihr mir getan."

Matthäus 25/40

Alle Namen der handelnden Personen sind frei erfunden, die
Begebenheiten entsprechen den Erlebnissen im Alltag.

Die „Betreuung zu Hause" ist ein besonders wichtiger Bereich in der Betreuung und Pflege älterer Menschen. Die SOZIALEN DIENSTE DER ADVENTMISSION haben seit 1974 im Auftrag beziehungsweise in Zusammenarbeit mit der Stadt Wien (nunmehr auch als vom Fonds Soziales Wien für die Subjektförderung anerkannte Organisation) bereits mehrere zehntausend Menschen zu Hause mit sehr gutem Echo betreut. Schwerpunkte bildeten dabei Dienstleistungen in den Bereichen Heimhilfe und Hauskrankenpflege. Unsere Einsatzleiterin, Frau Christine Illetschko, hat dabei im letzten Jahrzehnt viele Geschichten und Erlebnisse aus diesem Dienst zusammengetragen und auf ihre ganz besondere Art (natürlich anonymisiert) dargestellt.
So nehmen wir unser 33-jähriges Jubiläum als Organisation zum Anlass, die Herausgabe dieses besonderen Buches zu unterstützen, weil es einen guten Einblick in die wichtige, sehr schwere und doch schöne Arbeit in der „Betreuung zu Hause" gibt. Wir denken, dass es höchste Zeit für so ein Buch ist, denn allzu oft wird die Heimhilfe, die Hauskrankenpflege oder generell die Betreuung zu Hause nur sehr einseitig wahrgenommen: Der eine sieht die Betreuung als selbstverständliches Anrecht an, ohne gleichzeitig die Situationen und Bedürfnisse der betreuenden Menschen wahrzunehmen. Der andere nimmt nur die Seite des Betreuungspersonals und dessen Bedürfnisse wahr. Dabei vergisst man manchmal das eigentliche Ziel des Dienstes – dem betreuungsbedürftigen Mitmenschen ein möglichst lebenswertes Dasein zu ermöglichen.

So soll dieses Buch beides ausgewogen aufzeigen: einerseits die großartige, wirkungsvolle und aufopfernde Tätigkeit und Hilfe für den Betreuten und andererseits die oft sehr schwierige Situation der Betreuenden.

Eines erkennt man in diesen Geschichten aber in jedem Fall: Kundenzufriedenheit (nach ISO 9000:2000) in der Pflege und Betreuung unserer Mitmenschen kann nur mit der richtigen Einstellung erreicht werden. Diese liegt dann vor, wenn die Betreuungsperson für den Schützling etwas zu geben bereit ist, etwas, das man als „Akzeptanz bis Wertschätzung" bezeichnen kann. In der Bibel heißt das Wort dafür wohl „Nächsten LIEBE".

Gleichzeitig soll dieses Buch auch ein Dankeschön an die vielen wunderbaren in diesem Bereich tätigen Menschen sein.

Ing. Helmut Kopa
Geschäftsführer
SOZIALE DIENSTE DER ADVENTMISSION

Inhalt

Kleeblatt und Rauchfangkehrer 12
  In die Schlacht zu ziehen 16

Faschingskrapfen 18
  Machtlos 22

Mit wem soll ich reden 24
  Da ist einer 28

Osterglocken 30
  Menschliches 34

Muttertag 36
  Wo warst du 40

Wärmegewitter 42
  Freundschaft 46

Eiszeit 48
  Wahre Größe 52

Sommersonne 54
  Werd ich jemals erkennen 58

Drachensteigen 60
  Ich weiß wohin 64

Herbst 66
  Regenbogen 70

Denn eines gehört zum anderen 72
  Wohin soll ich gehen 76

Weihnachten 78
  Mutter 82

Kleeblatt und Rauchfangkehrer

Obwohl sie müde war, machte Marlis einen kleinen Umweg über den Rathausplatz. Der Himmel war wolkenverhangen. Am Morgen war es für diese Jahreszeit viel zu warm gewesen, jetzt wurde es merklich kälter. Dunkelheit hatte sich über die Stadt gesenkt. Der große Christbaum erstrahlte noch immer in all seiner Pracht, nur das seltsame Gefühl banger Erwartung stellte sich bei Marlis nicht mehr ein. Weihnachten war vorüber. Immer wieder streifte ihr brauner Schuh über Hüllen von Silvesterknallern und stieß an leere Sektflaschen. Scherben zerbrochener Gläser und Papierschlangen bedeckten an manchen Stellen den feuchten Boden. Die Buden, in denen gestern noch Glücksbringer, Punsch und Sekt angeboten worden waren, hatten heute die Läden geschlossen. Verlassen standen sie nutzlos im leisen Nieselregen. Hin und wieder begegneten ihr Menschen mit müden Gesichtern. Ihnen war anzumerken, dass sie den Jahreswechsel ausgiebig gefeiert hatten. Ab und zu erklangen das Weinen eines Kindes und der laute Knall eines verspäteten Neujahrböllers. Für Marlis war Silvester ein Tag wie jeder andere gewesen. Sie hatte keine Familie, die sie erwartete, daher war es ihr nicht unrecht, an Weihnachten und Silvester zu arbeiten. Der Druck des Alleinseins, den sie das Jahr über nicht so drastisch wahrnahm, verstärkte sich, wurde an diesen Feiertagen nahezu unerträglich. Sich hinter der Arbeit zu verschanzen, bot eine lebbare Möglichkeit über diese Feste hinweg zu kommen.

Marlis hatte keine Eile, sie brauchte ein paar Minuten Entspannung. Ein schwerer Tag lag hinter ihr, mit Vormittag- und Abenddienst. Marlis war froh, dass es Kolleginnen gab, die regelmäßig an Wochenenden und abends arbeiteten. Das war schon eine gute Idee von denen im Büro gewesen. Obwohl die da drinnen oft Entscheidungen trafen, die für Marlis früher absolut unverständlich gewesen waren. Im Laufe der Zeit aber hatte sie erkannt, dass dieser Job nicht so leicht war, wie sie gedacht hatte. Drastisch klar wurde ihr die Problematik, als man ihr nach vielem Bitten nur noch Klienten in Gehnähe anbot, noch dazu in ihrem Wohnbezirk. „Endlich der Dienstplan, den ich mir gewünscht habe“, dachte sie im ersten Moment. Bis sie erkennen musste, dass sie dafür einige der ihr lieb gewordenen Schützlinge abgeben musste. „Also nein, das kommt nicht in Frage, da fahr ich schon lieber etwas weiter!“, wurde ihr bewusst. Sie wolle doch ihre alte Einteilung behalten, erklärte sie der Kollegin in der Einsatzleitung.

Als sie zufällig Zeuge eines Gespräches wurde, in dem der Enkel einer Klientin den Damen im Büro den makaberen Rat gab, sich bei der Diensteinteilung ein Vorbild am Krematorium des

Wiener Zentralfriedhofes zu nehmen, wo es nie Beschwerden gebe, begann sie ernsthaft, über den Job ihrer Kolleginnen und Kollegen nachzudenken. Dann noch die Klagen und Wünsche der Klienten, der Angehörigen, der Stützpunktschwestern und des Pflegepersonals! Das war ihr früher nie so wirklich bewusst gewesen. Und dazu das ständige Klingeln des Telefons! Spätestens jetzt erkannte sie: Nein danke, diesen Job will ich nie haben! Marlis musste zugeben, dass man im Büro trotz all dieses Stresses immer bemüht war, ein offenes Ohr für Anliegen der Kolleginnen im Außendienst zu haben. Wenn überraschend eine Notsituation eintrat, wurde es doch möglich gemacht, ein paar Tage frei zu bekommen. Alle zusammen sind wir ein gutes Team, dachte Marlis. Nicht grundlos war sie seit nunmehr fünfzehn Jahren in dieser Firma.

Marlis trat plötzlich auf etwas Weiches und sah, dass sie auf ein liegengebliebenes Kinderspielzeug getreten war. Sie betrachtete den kleinen, schmutzigen Bären. Gewiss würde er von seinem Besitzer vermisst werden. Langsam stieg ein unangenehmes Gefühl in ihr hoch. Frau Meisel, die sie schon so lange betreute, hatte heute ernsthaft behauptet, Marlis hätte ihr drei Spielzeugbären gestohlen und auch eine Menge Geld sei verschwunden. Das tat weh. Auch wenn sie wusste, dass Frau Meisel, obwohl sie nicht alt war, nicht mehr klar denken konnte. In dieser großen Altbauwohnung verschwanden häufig Dinge, um Tage später wie von Zauberhand wieder zum Vorschein zu kommen. Auch die Bären sollten sich hinter den Reindln in der Küchenkredenz und das Geld hinter losen Tapeten wieder finden. Frau Meisel hatte auch schon mehrfach die Polizei bemüht, da ihr Schmuck gestohlen worden sei. Mittlerweile wussten die Beamten, dass der Schmuck seit Jahren wohl verwahrt in einem Banksafe lag. Frau Meisel huschte am liebsten in wallendes, durchscheinendes Gewand gehüllt, einem Gespenst gleich, durch die Wohnung und räumte Dinge mal dahin, mal dorthin. Und sie träumte von einem jungen Mann an ihrer Seite.

An manchen Tagen war sie felsenfest davon überzeugt, mit einem der drei Musketiere verheiratet zu sein. D'Artagnan, er war es, der ihr Herz bezaubert hatte. Frau Meisel war mit dem Zug bis nach Paris gekommen, um das Ziel ihrer Sehnsucht zu treffen. In Frankreichs Hauptstadt stellte sich bald heraus, dass kein Mann sie erwartete und sie wurde aufgrund ihres verwirrten Geisteszustandes in ein Krankenhaus eingeliefert. Einige Wochen später kam sie nach Hause zurück. Es war eine traurige Zeit für Frau Meisel, die das alles nicht verstehen konnte. Obwohl die Geschichte zum Schmunzeln Anlass gab, hatte Marlis Mitleid mit dieser verwirrten Frau. War die Sehnsucht nach Liebe nicht ein Grundbedürfnis eines jeden Menschens? Marlis erinnerte sich auch noch genau an jenen Tag, an dem der

Durchlauferhitzter kaputtgegangen war. Sie musste einen Installateur mit der Reparatur beauftragen. Die Augen von Frau Meisel begannen bei der Aussicht, einen Mann in die Wohnung zu bekommen, zu blitzen. An jenem Morgen beschloss die Klientin, keine Unterwäsche anzuziehen. Sie bemalte ihre Augenbrauen in schrillem Schwarz, ihre Lippen in einem grellen Rot. Voll Begeisterung vertraute sie Marlis leise und immer wieder kichernd an, wie sie den armen Mann verführen würde, sobald sie alleine in der Wohnung wären. Den Lehrling des Installateurs, einen jungen, schmächtigen Burschen, befiel nacktes Grauen, als ihn sein Meister allein in der Wohnung zurücklassen wollte und er die Absichten der Klientin erkannte. „Um Gottes Willen, lassen Sie mich nicht mit der Frau allein!“, bat er Marlis leise und völlig verzweifelt. Marlis musste lächeln, als sie sich seinen Gesichtsausdruck ins Gedächtnis rief. Der Regen begann sich zu wandeln, weiße Sterne tanzten wie Federn vom Himmel. Auf Marlis' blauem Kapuzenmantel blieb der Schnee in feinen Flocken haften, während er auf ihrem Gesicht zerging. Sie eilte nach Hause, streifte ihre Schuhe von den Füßen und massierte ein wenig ihre Beine. In der Küche stellte sie das Radio an, aus dem jetzt endlich keine Weihnachtslieder mehr erklangen, und setzte Wasser auf. Auf ein Abendessen konnte sie verzichten, sie war zu müde, zu erschöpft. Ausgerüstet mit einer Wärmeflasche kroch sie mit einer Tasse Tee und zwei Aspirin ins Bett. Ihr Kreuz begann wieder zu rebellieren.

Kein Wunder, Frau Later war schwer und in letzter Zeit unbeweglich wie ein Mehlsack. Nicht nur das Kreuz wurde bei ihr strapaziert, auch Marlis' Nerven. Oft schrie Frau Later sie an:

„Verschwinde! Lass mich in Ruh, rühr mich nicht an!“ Manchmal gelang es Marlis erst mittags, die Klientin zu wickeln. Leider bestand dadurch die Gefahr von Hautdefekten, für die Frau Later ohnehin anfällig war. Es kam vor, dass sie sich mehrere Tage nicht waschen ließ, kratze und biss. Die Söhne wollten diese Seite an ihrer Mutter, die stets eine dominante Person gewesen war, nicht wahrhaben und bezichtigten das Pflegepersonal der Unfähigkeit. Und Marlis fühlte sich schuldig, da es ihr noch immer nicht gelungen war, Zugang zu dieser Klientin zu finden, um sie optimal betreuen zu können. Sie seufzte und versuchte sich im Bett vorsichtig auf die andere Seite zu drehen. Obwohl sie hundemüde war, wollte es ihr nicht gelingen, die Gedanken abzustellen. Die Leuchtziffern der Uhr schienen still zu stehen. Herrn Rosenzweigs Gesicht, mit tiefen Falten durchzogen, schien ihr zuzulächeln. Seine stolze Miene, die ungekünstelte Würde eines Menschen, der sehr viel Leid ertragen hatte und nun nichts mehr vom Leben erwartete, beeindruckte Marlis. Ihn zu pflegen war nahezu ein Vergnügen. Er war ein netter, wenn auch zeitweise verwirrter alter Mann. Das störte Marlis nicht. Als ehemaliger KZ-Insasse hatte er

schließlich ein Recht darauf, verwirrt zu sein. Seine schlohweiße, immer noch dichte Löwenmähne stand in gewisser Eigenwilligkeit um seinen Kopf. Ebenso wild war auch sein Bartwuchs, mit dem Marlis jeden zweiten Tag zu kämpfen hatte. Früher war er Zimmermann gewesen, hatte er ihr erzählt. Marlis konnte sich gut vorstellen, welche Kraft in diesen großen Händen, jetzt knotig, gekrümmt und rau, gesteckt hatte. „Sie erinnern mich an meine Töchter. Die beiden haben langes braunes Haar gehabt, so wie Sie", sagte er einmal.
„Ester, meine Frau, hat es immer zu dicken Zöpfen geflochten, damit sie ordentlich aussehen." Nach einer langen Pause meinte er leise: „Heute wären die Zwillinge fünfundsechzig Jahre alt geworden." Dann schwieg er lange. Er hatte alle seine Verwandten im KZ verloren. Erstaunlicherweise hatte er sich trotzdem, ohne verbittert zu sein, wieder im Leben zurechtgefunden und sogar erneut geheiratet. Auch seine zweite Frau war vor ihm gestorben. „Krebs. Da ist man machtlos", hatte er Marlis erzählt. Er hatte seine Frau bis zum Schluss liebevoll gepflegt. Marlis schätze diesen Mann in seiner menschlichen Größe, auch wenn er jetzt nur mehr ein Schatten seiner selbst war. Sie wusch ihn, massierte Rücken und Beine und cremte ihn ein. Er schien diese Fürsorge zu genießen. Sie war, laut seinen Äußerungen, zu einem wichtigen Teil seines Lebens geworden, ihr Wort zählte.
Schön, dass es auch solche Menschen zu betreuen gibt, dachte Marlis und schlief mit einem Lächeln auf den Lippen endlich ein.

In die Schlacht zu ziehen ist eine einsame Sache

Ich hätte gern Davids Mut!
Allein trat er
nur mit der Steinschleuder bewaffnet
Goliath gegenüber.

Ich hätte gern Davids Vertrauen!
Allein schrie er:
„Ich komme im Namen Gottes"
der Verhöhnung des Riesen entgegen.

Ich hätte gern Davids Entschlossenheit!
Allein schritt er
ohne Zögern voran,
als der Riese auf ihn zukam.

Gleich ihm kämpfe auch ich – allein – kein Mensch an meiner Seite.
In die Schlacht zu ziehen
ist eine einsame Sache.

Niemand kann an meiner statt
Goliath gegenüber treten.
Nur mit Mut und Vertrauen
werden die Riesen meines Lebens
durch Gottes Größe zu Besiegten.

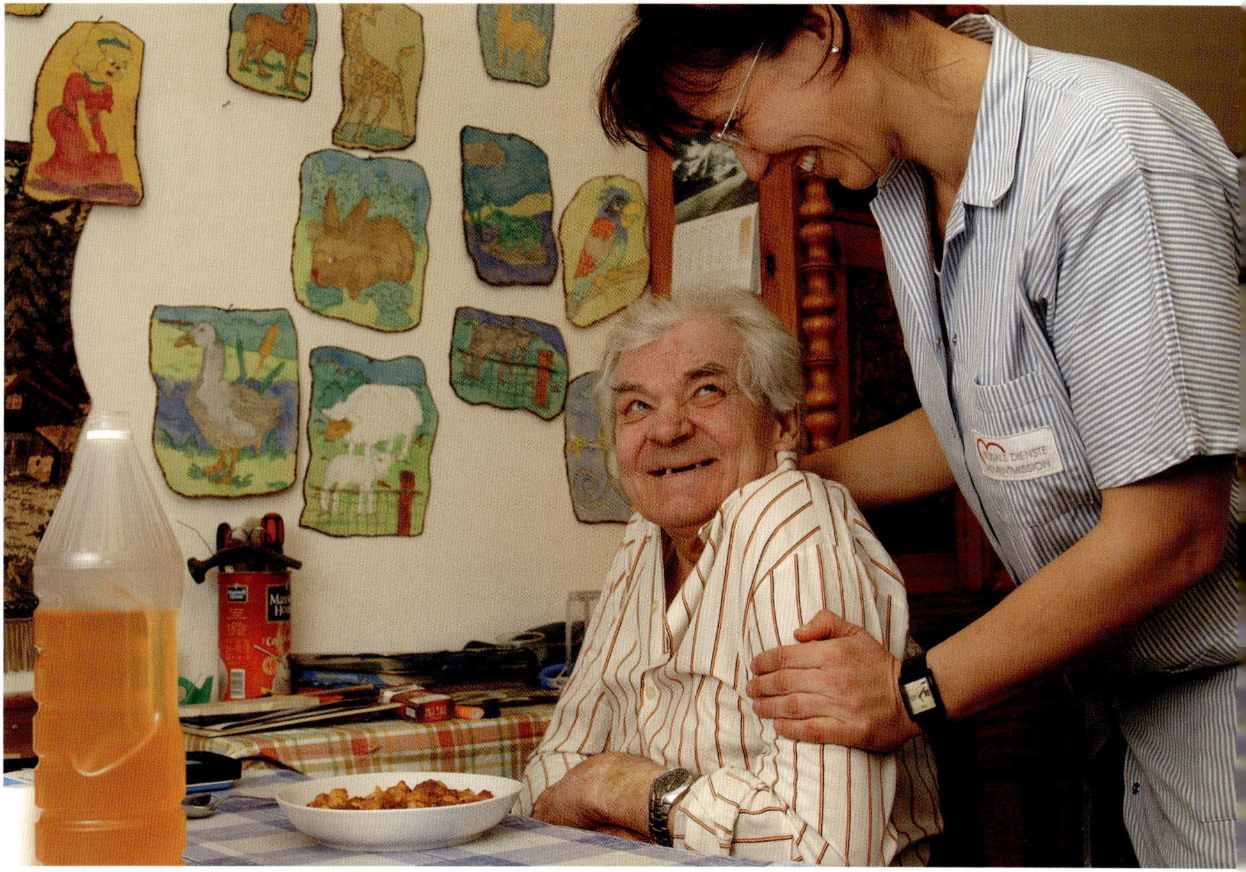

Faschingskrapfen

Wochenende – endlich frei. Endlich Zeit, um Krapfen zu backen. Die Kinder freuten sich schon lange darauf. Iris eilte mit ihren drei Jahren geschäftig durch die Küche und versuchte, mit Mamas Hilfe die Zutaten abzuwiegen. Markus, der bereits zur Schule ging, las aus dem Kochbuch vor, welche Menge jeweils benötigt wurde. Agnes hatte viel Zeit fürs Krapfenmachen eingeplant. Denn nur darum ging es ihr, Zeit gemeinsam mit ihren Kindern zu verbringen. Seit ihr Mann auf Montage im Ausland war und nur selten nach Hause kam, litt sie ständig unter schlechtem Gewissen. Die Kinder vermissten ihn sehr. Aber Agnes musste zur Arbeit und konnte sie in ihrem Schmerz nur schwer trösten. Abgesehen davon – ihr Mann fehlte ihr ebenso. Früher konnten sie alle Sorgen und Probleme gemeinsam besprechen, jetzt oblag es ihr, Entscheidungen oft alleine treffen zu müssen. Ständig zu telefonieren war zu teuer. Sie vermisste auch die Wärme seines Körpers, die Möglichkeit, sich am Abend in seine Arme zu schmiegen, sie vermisste das Lachen seiner Augen, seine Stimme.

Ihre Sehnsucht und den Frust über Frau Holler, die immer wieder meinte, Agnes hätte sich während des Einkaufens sicher auch Sachen für sich selbst mitgenommen, schlug sie in den Germteig ein und auch die Angst, die sie kürzlich bei Herrn Braun empfunden hatte. „Mama, bist Du böse, dass Du den Teig so haust?“ wollte die kleine Iris wissen und betrachtete Agnes mit großen, blauen Augen. Sie konnte den verbissenen Gesichtsausdruck ihrer Mutter nicht so recht deuten.

Jetzt reiß dich zusammen, maßregelte Agnes sich selbst im Stillen.

Schalt endlich ab, schließlich hast du heute frei!

Aber es gelang ihr nicht so recht.

„Wir müssen den Teig jetzt ein bisschen rasten lassen. Wir stellen ihn in die Nähe des Ofens und geben ein Tuch darüber. Wenn er doppelt so groß geworden ist, werden wir den Teig auswalken und die Krapfen ausstechen“, erklärte sie den Kindern.

„Wenn Ihr Lust habt, könnten wir das Puzzle von gestern fertig machen.“

„Oh ja, Mama, das machen wir!“, riefen Markus und Iris erfreut und liefen ins Kinderzimmer. Die beiden hatten es immer eilig. So, als wollten sie keine Minute im Leben unnütz verstreichen lassen. Sie saßen bereits einträchtig beim halbfertigen Puzzlespiel, den Rest der Teile gut erkennbar auf dem Boden verstreut, als sich Agnes zu ihnen hockte. Jeder von ihnen begann nach Teilen zu suchen und diese richtig einzufügen, um das Bild fertig zu stellen. Das lustige

Geplauder der beiden Kinder begleitet das eifrige Tun der Hände.
Agnes Gedanken glitten zu Herrn Braun. Als sie ihn übernahm, war die Wohnung total verdreckt. Es stank erbärmlich nach Katzenkot, obwohl sie keine Katze sehen konnte, nach Urin und verfaulten Lebensmitteln. Erbrochenes war mit dem Teppich verschmolzen. Bei näherem Hinsehen erkannte sie, dass der Teppich an manchen Stellen zu leben schien. Maden hatten sich darin eingenistet. Ein Schauer kroch über ihren Rücken. Es ekelte sie. Die Küchenkasteln klebten vor Schmutz, der Herd vor altem, ranzigem Fett, die Kästen im Zimmer waren teilweise mit Kotresten beschmiert, selbst der Fernseher war davon nicht ausgenommen. Kannte dieser Mann kein Toilettenpapier? Apropos Toilette, an diese wollte Agnes nicht mal mehr in den schlimmsten Träumen erinnert werden. Der Mann selbst bot ein Bild des Jammers. Was sollte sie tun? Es gab nicht einmal einen Platz, an dem sie ihren Rucksack abstellen oder ihren Mantel aufhängen konnte. Zum Glück war Winter, so hatte sie wenigstens geschlossene Schuhe an.
Ihre erste Reaktion war, im Büro anzurufen und die Betreuung dieses Klienten kurzerhand abzulehnen. Dann aber beschloss sie, sich keine Blöße zu geben und die Herausforderung anzunehmen. Sie streifte die Gummihandschuhe über, putzte und schrubbte. Verflixt! Wie soll man in einer Stunde pro Tag diesen Haushalt und den Klienten auf Vordermann bringen? Was denken sich die eigentlich dabei, schoss es durch ihren Kopf. Die den verschiedenen Klienten beigemessene Zeit wurde in den Jahren, seit Agnes diesem Beruf nachging, immer kürzer. Agnes wusste, dass auch der Aufgabenbereich der Stützpunktschwestern, denen die Bewilligung für das Stundenausmaß oblag, schwer war. Sie fanden sich als erste bei den Klienten ein. Binnen kurzer Zeit sollten sie alle Bedürfnisse erkennen und sahen sich oft mit der Schwierigkeit konfrontiert, mit immer knapper werdendem Etat eine optimale Betreuung ermöglichen zu müssen. Auch ihre Hände waren gebunden.
Einige Tage später erschien ihr Kollege von der Grobreinigung mit seinem Team. Diese Truppe war solche Einsätze gewöhnt. Es kam vor, dass sie zu Aufträgen gerufen wurden, bei denen die Wohnung bis unter die Decke mit Altpapier, Dosen und anderem Müll vollgestopft war und die Eingangstüre nur noch einen Spalt breit geöffnet werden konnte. Immer wieder fand der Trupp zwischen vergilbten Zeitungen Dokumente des Bewohners. Aber nicht nur Schriftstücke kamen zum Vorschein. In Schalen, versteckt in ranzigem Fett, fanden sich Münzen und Schmuckstücke. So richtig unangenehm aber waren jene Einsätze, nach denen die Mitarbeiter des Diebstahls nie vorhandener Wertgegenstände bezichtigt wurden. Dass alle Beschuldigungen haltlos waren, stellte sich immer heraus. Es gab einen Einsatz, bei dem der Bewohner, da er sein Zuhause

nicht mehr betreten konnte, in die Waschküche des Gebäudes umgezogen war. Er schlief ohne Heizung bei jeder Temperatur auf einer Matte auf dem Betonboden. Nicht immer waren die Klienten mit der Reinigung einverstanden, oft musste der Einsatzleiter mit Humor und Klugheit vorgehen. Denn nur in den Augen der Umwelt handelte es sich um Müll, der aus der Wohnung zu schaffen war. Für den Klienten war jedes einzelne Stück eine Kostbarkeit.

In einem Tag vollbrachte das Team wahre Wunder. Sie entfernten den Teppichboden, entsorgten alte Lebensmittel und reinigten die Wohnung. Der Kadaver einer toten Katze fand sich unter einem riesigen Stapel alter Zeitungen.

Herr Braun hatte schon lange nicht mehr soviel Sauberkeit um sich gesehen. „Mama", Iris zupfte Agnes am Ärmel, „kann ich schauen, ob der Teig schon gewachsen ist?", wollte die Kleine wissen. Agnes strich liebevoll über ihren Kopf. Hoffentlich würde Iris nicht krank. Sie hatte die ganze Nacht gehustet. Agnes konnte nicht mehr zu Hause bleiben, ihr Pflegeurlaub war aufgebraucht. „Noch nicht, Du musst noch ein wenig warten. Wenn Du zu früh hineinschaust, erschreckst Du ihn und er fällt wieder zusammen. Ich sag Dir, wenn es so weit ist", erklärte Agnes. Die drei wandten sich wieder dem Spiel zu.

Ja, und dann passierte diese Sache mit dem Tod von Herrn Brauns Tochter. Er war an ihr gehangen, obwohl sie sich nicht um ihn gekümmert hatte. Soviel Agnes aus Telefonaten mit Tochter und Exfrau wusste, war er alles andere als ein liebender Vater und Ehemann gewesen. Er versuchte sich als Vorstadtplayboy, der Alkohol war ihm immer wichtiger, als für den Unterhalt seiner Familie zu sorgen. In den Phasen völliger Trunkenheit wurde er aggressiv und gewalttätig. Nicht mehr Herr seiner Sinne, schreckte er auch vor Handgreiflichkeiten mit seiner Tochter und seiner Frau nicht zurück. Seine große Zeit war längst vorbei. In ihm den ehemaligen Frauenliebling zu erkennen, fiel Agnes schwer. Geblieben war ihm nur noch der Alkohol, und das auch nur solange das vom Sachwalter bewilligte Taschengeld reichte. Seine geschiedene Frau lehnte ebenso wie seine Tochter jeden Kontakt zu ihm ab. Keiner wusste, ob er noch die zwei Pistolen in der Wohnung hatte, und ob oder wie er sie, mit der Tatsache des Todes der Tochter konfrontiert, benützen würde. Agnes hatte Angst und wagte es keinem zu erzählen. Nein, sie würde nicht hingehen! Sollte doch eine andere dieses Risiko auf sich nehmen! – Und dann ging sie doch. Keine andere Heimhilfe kannte Herrn Braun so wie sie, und er brauchte sie.

Der Arme saß heulend und total betrunken da, als sie kam. Die Polizei, vom Sachwalter über den Waffenbesitz informiert, fand bei einer Hausdurchsuchung die Pistolen und konfiszierte sie.

Wochen später fragte Herr Braun voller Sorge: „Ich mach mir echt Sorgen um unser Baby. Wann warst Du denn bei der letzten Untersuchung? Ist Dein Blutbild auch in Ordnung?“ und versuchte über Agnes Hüften zu streicheln. Der Mann war total verwirrt!

Agnes seufzte laut auf. Ihre Tochter schaute sie fragend an.

„Mama, ist der Teig jetzt endlich groß genug?“, wollte die Kleine wissen.

Groß! – Oh je, blitzte es durch Agnes' Gedanken, fast hätte sie darauf vergessen ihrer Vertretung zu sagen, sie möge Frau Groß an die Einnahme ihrer Medikamente erinnern. Sie war an Grippe erkrankt und sollte alle acht Stunden Antibiotika bekommen. Agnes war zwar überzeugt, dass alles in der Pflegedokumentation eingeschrieben war und die Anordnung des Arztes lag ja auch vor Ort, aber sicher ist sicher. Frau Groß wusste nicht mal, welcher Tag war, geschweige denn, wann sie ihre Tabletten schlucken sollte. Es stellte sich für Agnes auch immer wieder ein weiteres Problem: Sollte sie nach dem Einsatz die Wohnungstüre versperren, um die Frau davor zu beschützen, im Nachthemd und ohne Schuhe auf der Straße umher zu irren oder nicht?

Wie oft war Frau Groß auf der Bank erschienen, hatte sich dort hingesetzt und erklärt, sie müsse verhungern, niemand kümmere sich um sie. Der Bankangestellte, informiert durch das Pflegepersonal, wusste, wohin er sich wenden konnte und rief in solchen Situationen immer die Einsatzleitung an. Diese bat einen Zivildiener, die Klientin abzuholen und unter Aufbietung aller Überredungskunst wieder in ihre Wohnung zu bringen. Auch das war nicht einfach, weil Frau Groß oft felsenfest überzeugt war, in eine völlig andere Richtung gehen zu müssen als in jene, in der sich ihre Wohnung befand. Schnell eilte Agnes zum Telefon. „Mama, was ist jetzt mit dem Teig?“, nun wurde auch Markus allmählich ungeduldig. Agnes legte auf, ging mit den Kindern zum Weidling und sie durften unter das Tuch schauen. „Der ist ja wirklich toll groß geworden!“, staunte Iris, und Markus eilte schon in die Küche, um das Nudelholz und die Ausstechformen herzurichten.

Der Teig wurde ausgewalkt, die Krapfen ausgestochen. Iris pappte mit einem kleinen Löffel Marmelade auf die runden Formen und Markus legte einen leeren Teigteil über das Marmeladehäufchen. Dann wurde das Gebilde von der Mutter nochmals bearbeitet und verschlossen. Bald klebte auf Iris' Nasenspitze, auf ihren vor Eifer geröteten Wangen und sogar in den blonden Locken Marmelade. Egal, die drei hatten einen Nachmittag lang Freude und Agnes dankte Gott für ihre Sprösslinge.

Machtlos

Machtlos
zusehen
den Tränen der Kinder
und ihrem Schmerz.
Machtlos
gegenüberstehen
ihren Fragen
und auf viele keine hilfreiche Antwort wissen.
Machtlos
teilen
ihre schlaflosen Nächte
und bei Krankheit
keine Heilung bringen können.
Machtlos?
Oder durch die Kraft des Gebets
ihr Leben in Jesu Hände legen.

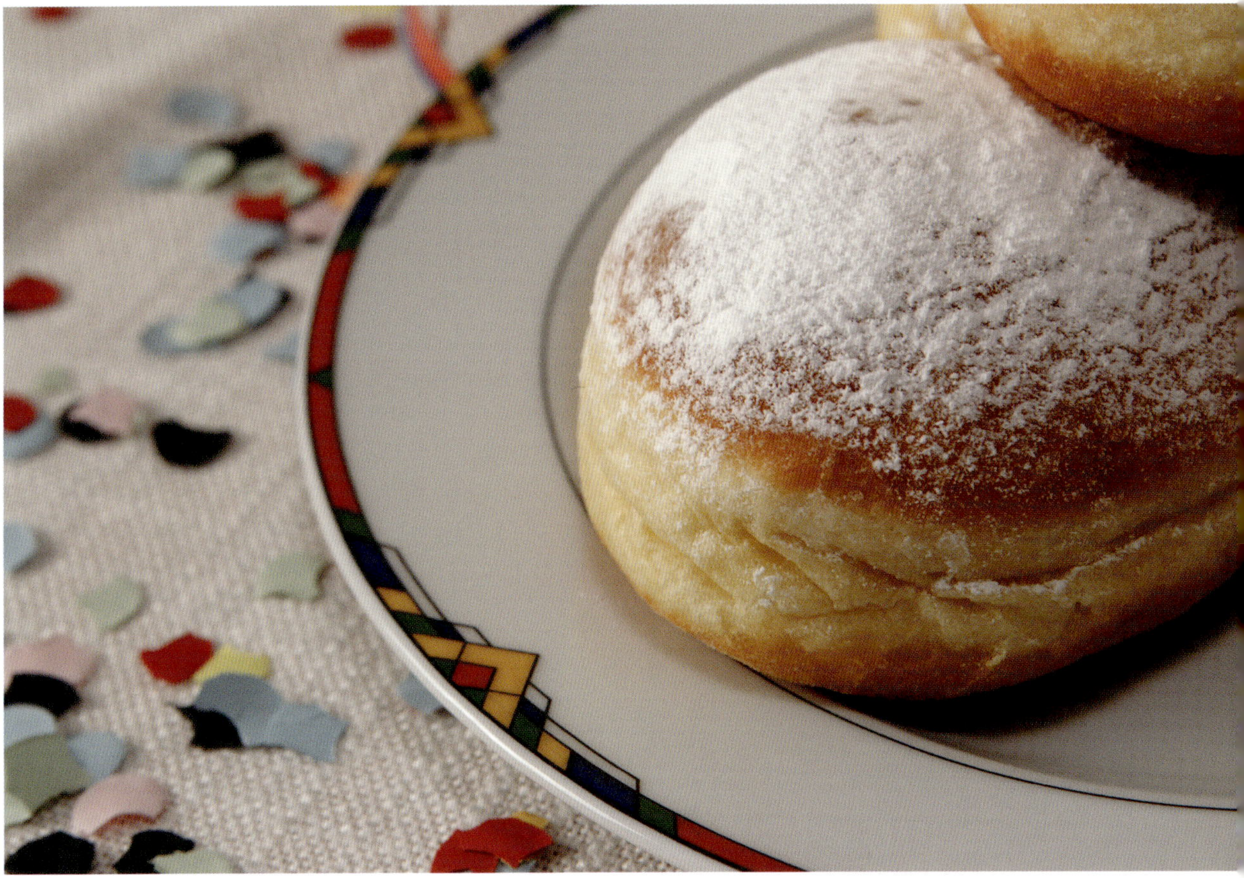

Mit wem soll ich reden?

Es ist dunkel. Ich sehe aus dem Fenster und freue mich über die blinkenden Sterne und den leuchtenden Vollmond am Himmel. Diese Momente geben mir Ruhe und Kraft. Wenn Gott soviel Kreativität und Sorgfalt verwendet, um diesen Sternenhimmel zu schaffen, warum sollte er dann nicht auch mein Leben lenken und führen?

Die Luft ist milder geworden, ich glaub jetzt wird es bald Frühling. Ich freu mich schon, endlich wieder ein bisschen Grün zu sehen. Ich kann die dreckigen, schwarzen Haufen nicht mehr sehen, zu denen der Schnee geworden ist, der die Stadt anfangs in helles Weiß taucht, das nur allzu schnell zusammenschrumpft und hart und schwarz die Gehsteige blockiert.

Meine Lieben schlafen schon. Auch ich bin müde, so müde, ausgelaugt und leer.

Mit wem kann ich reden, wenn nicht mit dir?

An Tagen wie diesem denke ich abends: Ich kann nicht mehr weiter.

Frau Melich ist noch so jung. Sie war eine großartige Sportlerin. In ihrer Wohnung stehen viele Pokale, hängen Medaillen. Wie oft hat sie einen der ersten Plätze in einem Bewerb belegt. Wenn sie von den Laufveranstaltungen erzählt, an denen sie teilgenommen hat, von Marathons in fernen Ländern, von Rennen über vierundzwanzig Stunden, begeistert sie mich. Unvorstellbar, diese Körperbeherrschung, diese Kraft, dieser eiserne Wille, immer wieder über Grenzen zu gehen. Immer wieder Schmerzen und Mutlosigkeit. Wie oft hat sie das Verlangen aufgeben zu wollen besiegt, weiter gekämpft und ist letztlich unter die ersten Drei gekommen! Wenn sie erzählt über ihr konsequentes Training, wie der Wunsch, an die Spitze zu kommen, ihren Lebensrhythmus bestimmt hat, ihr Essen, ihr Schlafen, ihren Tagesablauf, leuchten die Augen ihres Gatten, der ihr Trainer war, vor Stolz. Ihr beim langsamen Sterben zusehen zu müssen, das Leid ihres Gatten zu fühlen, übersteigt an manchen Tagen meine Kräfte. Ich höre ihn nie klagen, aber ich erkenne, wie sehr er sich beherrscht. Nur wenn er sich allein und unbeobachtet glaubt, werden seine Augen feucht. Ihr konsequentes Durchhaltevermögen, ihre Disziplin, nichts hat ihr geholfen, diese Krankheit zu besiegen. Hier ist sie an einem Punkt angelangt, an dem sie ihre absolute Hilflosigkeit erkennen muss. Du weißt es. Ich kann nicht viel helfen. Nur so schonend wie möglich ihren kranken Körper pflegen, Nahrung durch die Sonde verabreichen, ein Morphiumpflaster gegen die Schmerzen kleben, freundliche Worte für ihren Geist finden, Hilfe für den Mann sein, mehr kann ich nicht tun. Es ist viel und doch scheint es mir unter dem ständigen Druck des Zeitmangels so lächerlich wenig zu sein. Meiner psychisch kranken

Klientin, deren Gedanken immer wieder um Selbstmord und Aufgabe kreisen, Lebensmut einzuflößen, sie zu motivieren, zehrt an mir. Nicht immer, nicht an allen Tagen, nur an manchen, wird mir die Summe all dessen zu schwer. In manchen Stunden schmerzt mein Körper so sehr, dass ich mich frage, wie ich die Pflege meiner Klienten durchführen soll. Meist hilft mein Privatrezept: Nicht daran denken – aber es hilft nicht immer.

Du weißt um all meine Freuden, aber auch um meine Probleme und Sorgen. Mit allem komme ich zu dir. Nicht immer fallen mir Lösungen ein, wenn einer meiner Schützlinge ausrastet, so wie Frau Werter. Du kannst dich erinnern, sie stand nackt am Gang zwischen ihren unzähligen Einmachgläsern. Alle hatte sie herausgetragen.

„Ein Mann hat mich angerufen", erklärte sie mir mit zitternder Stimme und das graue Haar hing ihr in wirren Strähnen vom Kopf. Jeder Schritt in ihren viel zu großen Filzpantoffeln erzeugte einen schleifenden Ton auf den Fliesen des Ganges. „Sie werden alle Marmeladegläser abholen kommen, weil es keine Konfitüre ist." Und das Wort „Konfitüre", gestammelt aus einem zahnlosen Mund, konnte ich nur unter Aufbietung all meiner Fantasie verstehen. „Und Marmelade darf man jetzt nicht mehr haben", erklärte sie mir weiter und ihre Stimme wurde noch leiser, fast verschwörerisch. Gewohnt, der Obrigkeit zu gehorchen, hatte sie sich sofort an die Arbeit gemacht. Im ersten Augenblick war ich perplex. Was ging nur in ihrem Gehirn vor, was hatte sie gehört? Was hatte sie so durcheinander gebracht? Argumente zu suchen, um ihr diesen Unsinn auszureden, war sinnlos. Diese Aufforderung war ihre Realität. Ich ging ins Zimmer, du erinnerst dich, wählte eine Nummer und gab vor, mit dem EU-Kommissar zu sprechen. Frau Werter war beruhigt. Er hatte es höchst persönlich erlaubt: Sie durfte ihre Marmelade behalten. Nun hatte sie Zeit, zog sich an und wir räumten die Gläser gemeinsam in die Regale zurück. Es stimmt schon, so ganz der Wahrheit entsprach dieser Anruf nicht.

Wie siehst du das?

Oder als ich an jenem Tag, als der große Streik der Straßenbahn- und Autobuschauffeure stattfand, leicht verzweifelt überlegte, wie ich rechtzeitig zu meiner Klientin kommen könnte, die eine gute Dreiviertelstunde Gehweg oben am Berg wohnte. Du kannst dich erinnern?

Plötzlich stand ein Bus mit italienischen Touristen vor mir, die hinauf auf den Berg fuhren, um das Schloss zu besichtigen. Kurz entschlossen mischte ich mich unter sie, antwortete auf Fragen mit „si, si" und war in zehn Minuten bei meiner Klientin. Zufälligerweise dauerte die Besichtigung des Schlosses ebenso lange wie mein Einsatz und ich konnte auch wieder mit zurück.

Vielleicht war das aber auch kein Zufall, sondern deine humorvolle Art mir zu helfen?
Grund zum Schmunzeln habe ich auch immer, wenn Frau Kerner im Büro anruft. Sie ist überzeugt, dort mit meiner Mutter zu sprechen. Lautstark und oft einige Male pro Tag beschwert sie sich bei meiner Kollegin. „Wo ist sie denn? Sie hat mir das Frühstück gemacht und ist schon wieder weggegangen. Wo geht sie denn immer hin und kommt erst zu Mittag wieder? Warum bleibt sie nicht zu Hause? Ich hab schon die Trafikantin und die Greißlerin gefragt, aber die wissen auch nicht, wo sie sich herumtreibt."
Längst ist die Einsatzleiterin zur Erkenntnis gekommen, dass es keinen Sinn hat, den tatsächlichen Sachverhalt zu erklären. Sie spielt das Spiel einfach mit und meint, ich müsse noch andere Leute besuchen und komme bald zurück. Ja, auch mit den ausgeborgten Schuhen.
Oder wie ich nur mit Mühe der Liebeserklärung und den Gefühlsbezeugungen einer volltrunkenen Klientin entkam, ehe ich, noch ziemlich außer Atem, im Büro um eine Versetzung bitten konnte. Mit wem sollte ich darüber lachen, wenn nicht mit dir?
Andere Ereignisse treffen mich so sehr, dass ich Tage brauche, um mein seelisches Gleichgewicht wieder zu finden. Kannst du dich an Frau Krebs erinnern?
Ich kam zum ersten Mal in ihre Wohnung und versuchte, eine Brücke zu ihr zu schlagen.
„Wissen Sie, ich sag immer gleich, was ich mir denke", begann ich das Gespräch. Sie meinte nur dazu: „Wissen S' was, denken S' Ihnen alles, aber sagen S' mir's nicht." Diese Antwort hat mich schon ein bisschen gekränkt. Ich wollte doch nur nett sein!
Oder der Vorfall bei Frau Rilke, weißt du noch? Diese Klientin wurde unserem Verein als unbetreubar übergeben. Nach jahrelangen Besuchen war ihre Wohnung sauber und gemütlich, die Frau gepflegt. Ab und zu brachte ich ihr Blumen, sie freute sich. Ihr Alkoholkonsum reduzierte sich nun, da wir auch den Weinhändler veranlassen konnten, ihrer Wohnung fern zu bleiben. In einer ihrer schlechten Phasen kam es immer noch ab und zu vor, dass ich einen Schlag ins Gesicht bekam, völlig überraschend und ohne Vorwarnung, oder dass eine Flut Schimpfwörter aus der untersten Schublade auf mich herunter prasselte. Aber diese Phasen wurden immer seltener. Immer öfter nannte sie mich ihren Engel. Je mehr liebevolle Aufmerksamkeit ich ihr entgegenbrachte, desto weicher und freundlicher wurde sie. Wie eine trockene Blume, die nach langem Regen wieder zu wachsen beginnt. Und dann, ganz plötzlich, war sie tot.
Mit wem kann ich weinen, wenn nicht mit dir? Dazu kommen immer wieder die Sorgen um meine Kinder. Ich bin allein und kann die Verantwortung, die ich trage, mit niemandem teilen außer

mit dir. Das ist oft so schwer und erdrückend, dass ich heulen könnte.
Werde ich die richtige Schule für sie finden, die richtigen Worte, wenn sie ab und zu ein „Nicht genügend“ nach Hause bringen, wenn Liebeskummer sie niederdrückt? Werde ich ihnen zum richtigen Arbeitsplatz raten können? Kann ich das Vorbild sein, das sie brauchen? Genug Geld verdienen?
Und doch schöpfe ich so viel Kraft aus meiner Familie, weil meine Kinder gesund sind und ich ihr Heranwachsen sehen darf. Diese Tatsache und auch mein Beruf, trotz all seiner Problematik, zeigen mir jeden Tag aufs Neue, wie wertvoll mein Leben ist.

Da ist einer

Da ist einer,
den ich lieben kann,
ohne Angst,
enttäuscht zu werden,
dem ich trauen kann,
ohne Zweifel,
schon morgen betrogen zu werden,
der mein Vater ist
und der meiner Kinder,
mein Freund, mein Bruder.

Da ist einer,
der aus Liebe zu mir sein Leben gab,
um das Tor zur Heimat
für mich aufzustoßen.

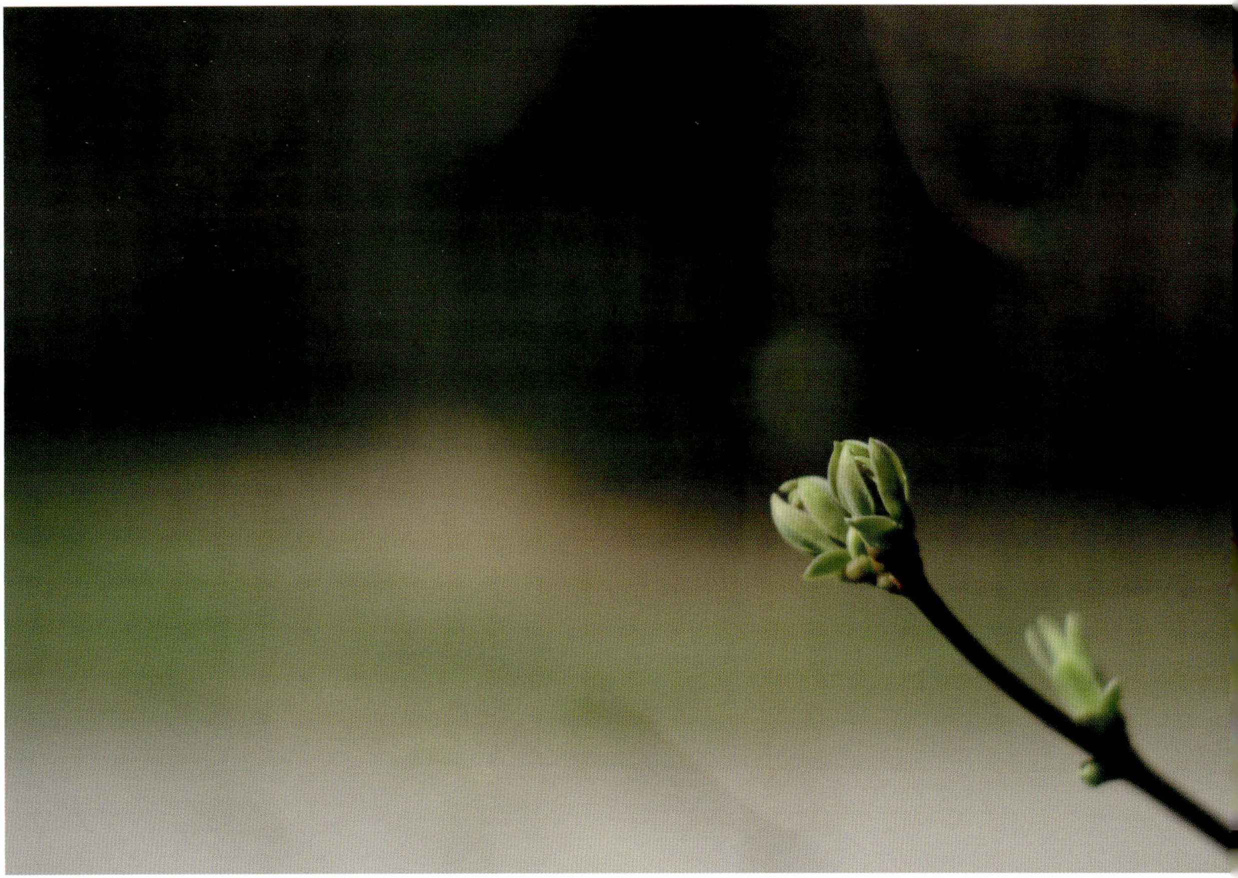

Osterglocken

„Grippewelle in Wien“, meldete der Sprecher der Frühnachrichten:
Wenn Julia es nicht gemerkt hätte, wüsste sie es spätestens jetzt. Rasch trinkt sie ein paar Schlucke Tee. Schon fällt die Tür hinter ihr ins Schloss. Als Julia um viertel nach fünf aus dem Haus geht, ist es bereits heller Tag. Schnell und fast unbemerkt im Alltagstrott ist der Frühling gekommen. Die Vögel singen ihr Morgenlied, langsam beginnt die Stadt zu erwachen.
Wie an jedem Morgen trabt Julia dem Büro zu.
Der Balanceakt zwischen den Wünschen der Klienten und deren Familienangehörigen, des Pflegepersonals, den Vorstellungen des Stützpunktes, des Chefs und den Schwestern im Außendienst konnte beginnen.
Was würde sie heute erwarten?
Schon in der U–Bahn der erste Anruf am Journaldiensthandy. Die krächzende Stimme einer Krankenschwester erklärt bedauernd:
„Ich bin krank.“ Ihr erster Klient ist um sechs Uhr zu betreuen. Das Tonband im Büro verkündet leider keine besseren Nachrichten. 40 % der Pflegehelfer, 30 % der Krankenschwestern und 20 % der Heimhilfen sind an Grippe erkrankt. Fieberhaft sucht Julia mit ihren Kolleginnen nach Lösungen.
Gott hilf uns. Es gibt immer einen Weg, es gibt immer eine Lösung, lass sie uns finden und das rasch!
Wunder geschehen auch heute noch. Alle Klienten werden betreut. Der eine oder die andere leider nicht zur gewohnten Zeit. Julia versucht zu erklären, bittet mit einem Lächeln auf den Lippen um Verständnis.
„Natürlich verstehe ich, dass Grippewelle ist. Aber Sie müssen die Zeit eines anderen Klienten verschieben, nicht meine. Ich werde immer verschoben. Immer ich.“ Julia versucht zu erläutern, dass ein Einkauf vielleicht doch auch etwas später möglich ist, und Klienten, die gewickelt werden müssen, früher drankommen. „Ich bin nicht so krank, Gott sei Dank. Aber mein Bäcker hat die frischen Kipferl nur bis 9 Uhr!“ Eine andere Klientin erklärt steif und fest:
„Wenn Sie nicht um 8 Uhr hier sind, werde ich mich am Stützpunkt beschweren!“ Auf die freundliche Anmerkung, dass wir eigentlich täglich erst um 8.30 Uhr kommen, meint die Dame lakonisch:
„Ab heute bestehe ich auf acht Uhr. Ich habe Wege zu erledigen. Ich werde eben den Verein

wechseln. Außerdem wünsche ich am Wochenende und am Abend die gleiche Heimhilfe wie unter der Woche." Die Tatsache, dass das Pflegepersonal auch Erholung braucht, beeindruckt die Klientin nicht besonders. Dass ihre Pflegerin auf Urlaub gehen kann oder krank wird, bedeutet für sie lediglich: Die Einsatzleitung beherrscht ihren Job nicht.

9 Uhr: Der erste Stress ist vorüber. Aber der Tag wird heute nicht besser.

„Diese Pflegerin brauchen Sie nicht mehr zu schicken. Sie hat keine Ahnung, wie man meine Mutter betreuen muss. Das Zimmerklo hat Sie mit einem Desinfektionsmittel ausgewaschen. Nun hat es einen Grauschleier." „Der Herr Müller macht nicht auf und hebt das Telefon nicht ab. Was soll ich machen?" Um zu klären, ob der Klient vielleicht in ein Krankenhaus gekommen ist, beginnt der übliche Rundruf bei den Stützpunkten, den Krankenhäusern und den Einsatzfahrzeugen. Das Telefon klingelt weiterhin pausenlos. Irgendwo blühen Osterglocken, Märzbecher und Palmkätzchen. Osterzeit, friedlich und still. Woanders vielleicht. „Ich will ja nichts sagen, aber die Heimhilfe hat meinen Schmuck gestohlen!" Nebenbei sollte Julia unbedingt die Dienstpläne für die Osterfeiertage und für die Abenddienste in den kommenden Wochen fertig stellen. Dabei gilt es zu beachten, dass nicht jede Pflegerin mit jedem Klienten auskommt, dass es Heimhilfen gibt, die sich weigern, in bestimmte Bezirke zu fahren, dass Wegzeiten im Idealfall Gehzeiten sein sollten, dass Dienstpläne zeitlich und örtlich ideal zusammenpassen müssten. Abgesehen davon ist es für Kolleginnen und Kollegen nicht immer verständlich, dass ein Dienstplan, der um 10 Uhr erstellt wird, um 12 Uhr schon wieder völlig anders aussehen kann. Julia seufzt leise.

Mittag ist längst vorüber. Eine Stützpunktschwester ersucht um einen Noteinsatz. Es gibt dort keine Windeln, keinen Schlüsseltresor mit Zahlencode, in dem der Wohnungsschüssel deponiert werden kann, es handelt sich um einen Patienten, der aus dem Krankenhaus entlassen wurde und den eigentlich noch niemand kennt, der die Wohnungstüre nicht öffnen kann, da er bettlägerig ist aber –

„Vielleicht schafft Ihr das bis 17 Uhr?"

Herr, hilf uns! Wir schaffen es. Julia denkt an die Wochenenden, an denen sie Journaldienst hat. Sie versucht, trotzdem Sport zu betreiben. So auch an jenem Sonntag, als sie den Bisamberg hinauflief und keuchend auf der Elisabethhöhe angelangt war. Wie so oft läutete das Handy. Sie hob ab und musste hören, dass Klienten, die um 7 Uhr am Plan standen, um 9 Uhr noch nicht betreut worden waren. Sie erstarrte trotz der Hitze zu Eis und versuchte fieberhaft, die Situation zu klären ohne nervös zu werden, fand heraus, dass die diensthabende

Krankenschwester selbst im Spital lag und der Verein davon nicht in Kenntnis gesetzt worden war. Als der Kugelschreiber den Dienst aufgab, ritzte sie Telefonnummern in den Waldboden. Zum Glück hatte sie viele der Einsatzpläne im Kopf. Sie dirigierte Schwestern und Pfleger um und konnte, während der Wind ihr erhitztes Gesicht kühlte, das Schlimmste verhindern. Julia erinnerte sich auch an einen Wien-Marathon, als zur Belustigung der Mitläufer das Handy klingelte und eine Schwester fragte:

„Störe ich?"

„Es geht schon. Ich laufe eben Marathon."

„Macht nichts. Ich erzähl's Ihnen trotzdem. Sollten wir bei der Frau Müller nicht vielleicht doch einen Schlüsseltresor anbringen, es kommt immer wieder vor, dass sie nicht öffnet..."

Julia wusste, es war wichtig, für die Probleme der Mitarbeiter Zeit zu haben, Marathon hin oder her, aber darüber zu philosophieren, ob eine Klientin vielleicht doch einen Tresor benötigte, schien ihr in diesem Moment nicht dringlich. Dass sie keuchte, wenn sie das Telefon abhob, daran hatten sich alle bereits gewöhnt.

Darüber nachzudenken, ob dieser Job finanziell lukrativ war, war für Julia und ihre Kolleginnen noch nie ernsthaft ein Thema gewesen.

Nicht nur Heimkrankenpflege vor Ort war mehr als ein Job, für die Einsatzleitung galt das ebenso.

Eine fröhlich lachende Gruppe läuft an den Bürofenstern vorüber, bepackt mit kleinen Geschenken. Hatte sie schon etwas für ihre Lieben besorgt?

Keine Zeit um nachzudenken. „Meine Mutter hat vom Augenarzt Tropfen verordnet bekommen, die man ihr dreimal täglich geben soll. Sagen Sie das bitte der Heimhilfe!"

„Das wird nicht möglich sein", erklärt Julia dem Anrufer. „Die Heimhilfe darf keine Augen eintropfen. Wenn Sie eine schriftliche, abgestempelte Anordnung vom Arzt haben, kann ich am Stützpunkt um einen Pflegehelfereinsatz ansuchen." „Aber, aber, wir werden doch nicht so viele Umständ' wegen ein bisserl Augen eintropfen machen. Mit ein wenig gutem Willen geht das schon."

Julia versucht zu erklären, dass es sich hierbei keineswegs um eine Frage des guten Willens handelt. Der Sohn der Klientin zeigt sich völlig uneinsichtig und ist über die Sturheit der Person am anderen Ende der Leitung äußerst ungehalten.

Julia schließt die Augen und denkt an jene Stunden an den Samstagen, in denen sie mit ihren Kindern durch den Wald streifen konnte, der im Frühling stets einen besonderen Geruch von

Hoffnung verströmt. Diese Zeit ist rar geworden, die Kinder sind fast erwachsen und haben ihr eigenes Leben.

„Meine Tochter hat Blinddarmentzündung und muss sofort ins Krankenhaus“, meldet eine Pflegerin mit belegter Stimme. Sie sollte in zwei Stunden ihren Abenddienst antreten.

Du musst jedes Problem als Kriminalfall sehen, den es zu lösen gilt.

Gott hilf mir! Welcher Pfleger macht von einer Minute auf die andere Abenddienst? Julia telefoniert fieberhaft, schließlich findet sich eine Kollegin.

„Selbstverständlich spring ich ein“, meint sie. Julia lächelt und freut sich. All together now!

16 Uhr. Zeit, nach Hause zu gehen.

Auf den Straßen eilen Menschen mit leichten Jacken, die Blumeninseln, vom Stadtgartenamt bepflanzt, leuchten in bunten Farben. Primeln recken ihre Blütenköpfe in den hellen Sonnenschein. Verliebte Pärchen halten einander an den Händen. Es ist Frühling.

Julia hofft, dass ein wenig von dem Osterfrieden auch für sie und all jene Kolleginnen, die wie selbstverständlich an den Feiertagen Dienst machen, zu spüren sein wird.

Menschliches

Wenn ich aufwache, sehne ich mich nach dir!
Könnt ich die Fragen dieses Tages
wie Abraham, Moses und David
vor dir ausbreiten, so ganz direkt,
du wüsstest alle Antworten, auch jene,
die ich in der Schrift nicht finden kann.
Das wäre schön!

Wenn ich mich tagsüber oft allein gelassen fühle,
sehne ich mich nach dir!
Könnte ich in deiner Nähe sein wie Maria,
deine Füße mit meinen Tränen waschen,
sie trocknen mit meinen Haaren,
dein Haupt mit Öl salben,
das wäre schön!

Wenn ich glücklich bin, sehne ich mich nach dir!
Mit übervollem Herzen
auf einem Berggipfel stehen,
am Strand des Meeres,
im Glitzern des Schnees,
beim Spielen meiner Kinder
die Wunder deiner Natur betrachten und deine Hand halten,
das wäre schön.

Abends, erschöpft und ausgelaugt, sehne ich mich nach dir!
Könnt ich mich in deine Arme werfen,
in deine Augen sehen,
deine Stimme hören,
nicht nur im Geist,
dich fühlen,
berühren, so ganz menschlich,
das wird schön!

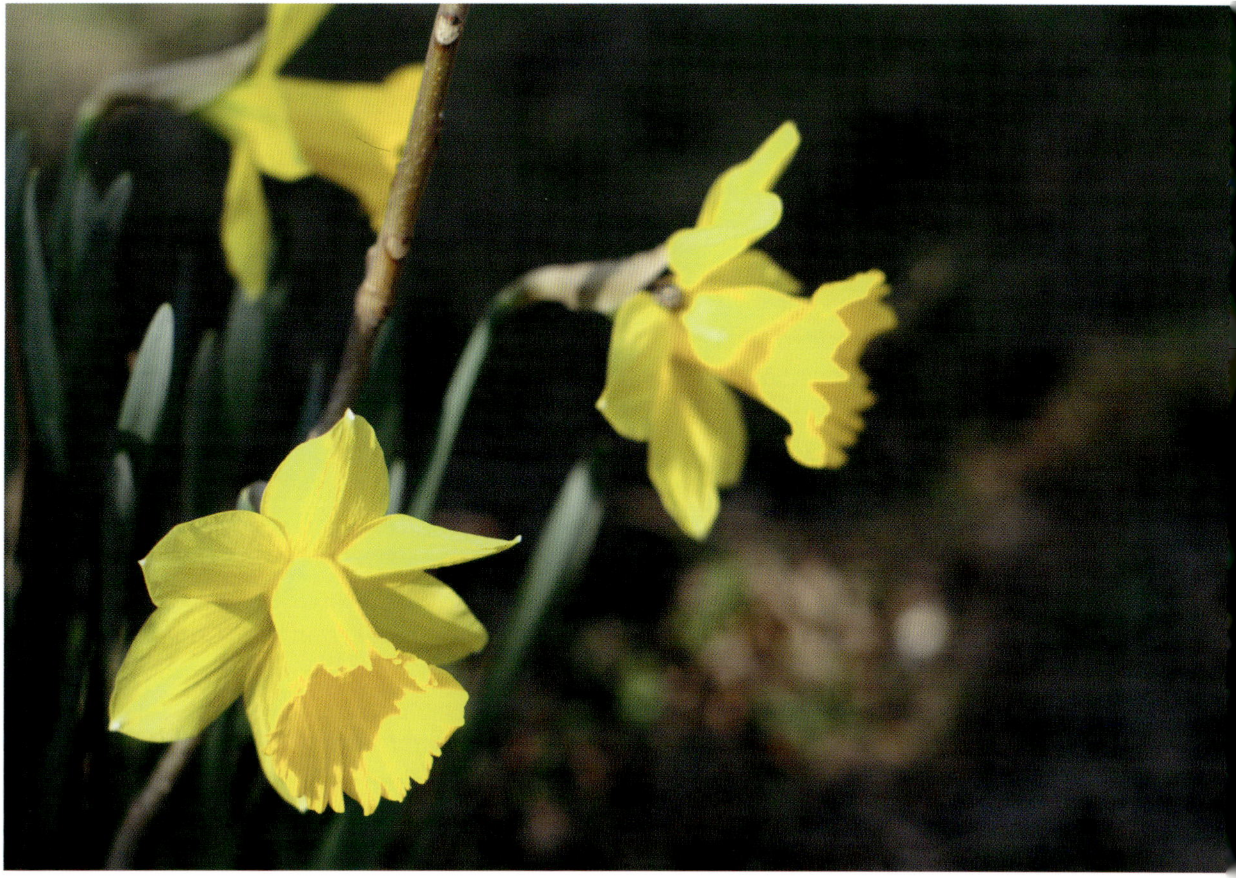

Muttertag

Langsam zog der Morgen herauf. Vivian liebte den Anblick, der sich ihr um sechs Uhr früh bei der U-Bahn-Station bot. Träge floss die Donau in dem ihr aufgezwungenen Bett. Der Donauturm reckte seine blinkende Spitze in den Himmel, die Silhouette der Donauinsel und der Häuser von Floridsdorf begann sich gegen die zunehmende Helligkeit des Himmels abzuzeichnen. Diese Eindrücke nahm Vivian dankbar in sich auf und tankte dabei Kraft für die Anforderungen des kommenden Tages. In der U-Bahn roch es nach verschiedenen Parfüms. Auf dem dunkelgrauen Gummibelag des Bodens breitete sich eine klebrige Pfütze aus. Werbeplakate schrien von den Wänden oberhalb der Fenster. Vor dem Benützen des Verkehrsmittels ohne gültigen Fahrschein wurde mit leidlich lustigen Sprüchen gewarnt. Neben der Eingangstüre saß ein vergammelter Strotter mit wirrem, dreckigem Haar. Die Nägel seiner um nichts weniger schmutzigen Hände wiesen einen schwarzen „Trauerrand" auf. Der passte nur zu gut zu dieser insgesamt traurigen Erscheinung. Seine Jacke von undefinierbarer Farbe zierten verschiedene Flecken. Die Hose war in Gesäßhöhe nass.

Vivian wusste, warum sie Stehplätze vorzog. Vor ihm standen Plastiksäcke, mit braunen Schnüren zugebunden, die sein ganzes Hab und Gut beinhalteten. Eingehüllt in einer Wolke von Alkoholdunst schlummerte er ungestört. Dieser Strotter erinnerte Vivian sehr an Herrn Silber, den sie kürzlich übernommen hatte. Jede Bewegung fiel ihm schwer. Sie musste immer einige Zeit warten, ehe sie seine schlurfenden Schritte hörte, wenn er sich, auf seinen Stock gestützt, der Türe näherte. Er war immer ein starker Raucher gewesen, wenn er auch viele Jahre mit den Kippen vorlieb nehmen musste, die er auf der Straße fand. Seit fünfzehn Jahren lebte er nur noch mit einem Lungenflügel. Er war früher ausschließlich in die „Gruft", eine Anlaufstelle für Obdachlose, gegangen. Seit einem halben Jahr wurde ihm eine Wohnung zur Verfügung gestellt. Er bekam Essen auf Rädern und gewaschene Kleidung vom Wäschedienst.

In letzter Zeit bereitete ihr Herr Silber einiges Kopfzerbrechen. Die Wunden an seinem Bein wollten und wollten nicht verheilen. Im Gegenteil, schon beim Betreten der Wohnung hing ein Geruch nach Verwesung in der Luft. Immer wieder hatte Vivian angeregt, den Arzt oder die Ambulanz eines Krankenhauses aufzusuchen. Der Klient hatte Angst, sein Zuhause wieder zu verlieren und verweigerte diese Hilfe strikt. Vivian hatte Rücksprache mit der Fachaufsicht gehalten, aber auch die war nicht in der Lage, den Klienten dahingehend zu beeinflussen. Allmählich hatte Vivian die Befürchtung, diese Sturheit konnte Herrn Silber letzten Endes sein

Bein kosten. Während eines Einsatzes hatte er ihr erzählt, dass es eine Zeit in seinem Leben gegeben hatte, in der er Besitzer eines renommierten Schneidersalons gewesen war. „Bekannte Schauspieler haben zu meinen Kunden gehört", erklärte er und nannte einige Namen.
„Ich war verheiratet und hab eine Tochter gehabt. Wenn ich Zeit gehabt hab, bin ich gern ins Spielcasino nach Baden gefahren. Kennen Sie Baden? Mein Salon ist recht gut gegangen und es war kein Problem, wenn ich ab und zu Geld verspielt hab. Manchmal hab ich auch gewonnen."
Während Vivian seine Wunden verband, Insulin spritzte und das Frühstück richtete, erzählte der Mann immer wieder aus seinem Leben. Es schien ihm gut zu tun. Obwohl Vivian in Eile war und nur fünfundvierzig Minuten Zeit für diesen Einsatz hatte, versuchte sie, nicht den Eindruck eines gehetzten Tieres zu vermitteln.
„An einem Freitag im Sommer, ich weiß es noch ganz genau, hat meine Frau mit meiner Tochter einen Autounfall gehabt. Meine Tochter war gleich tot. Meine Frau ist noch eine Woche im Koma gelegen, dann ist sie auch gestorben. Mir war dann alles egal. Meine einzige Freude war das Casino. Ich war fast jeden Tag dort. Ich hab alles verspielt und mein Geschäft zusperren müssen. Dann bin ich auf der Straße gesessen. Naja, nach fünf Jahren unter der Brücke, in WC-Anlagen im Winter und in der Gruft hab ich nicht mehr geglaubt, dass ich wieder in einer Wohnung leben werd'. Und jetzt, wo Sie da sind, weiß ich endlich wieder, was zu Hause heißt." Vivian hatten diese Worte der Anerkennung gut getan.
Sie beschloss, ihm heute ein frisches Kipferl vom Bäcker mitzubringen. Herr Silber würde sich sicher freuen. Ob Erik anrufen würde? Vivian hatte sich gestern nach einem heftigen Streit von ihrem langjährigen Freund getrennt.
Eigentlich völlig blödsinnig von mir, dachte sie. Warum bin ich immer so blind vor Eifersucht. Nur weil es bei anderen Paaren so ist, dass die Mädels betrogen werden, muss ja Erik wirklich nicht auch so sein. Sie bereute ihre harten Worte, ihre heftigen Beschuldigungen, die sich immer noch als haltlos erwiesen hatten. Sollte sie ihn anrufen und um Verzeihung bitten?
Dann denkt er noch, ich kann ohne ihn nicht sein! Stimmt ja irgendwie, aber trotzdem. Ich werde mal abwarten, vielleicht ruft er ja an.
Vor dem Ausstieg kicherte und alberte eine Gruppe von Nachtschwärmern. Ihre Augen waren gerötet, ihr Gesicht fahl. Die Musik aus dem MP3-Player war bis hierher zu hören. Der Junge, der gestikulierend mitten unter ihnen stand, riskierte bei dieser Lautstärke einen Gehörschaden. Sicher wollte er vor den Mädels zeigen, wie cool er war.

In der Mitte des Waggons döste eine junge, zierliche Frau, die Vivian schon öfter gesehen hatte. Ob Sommer oder Winter, sie trug immer eine graue, dicke Stoffjacke, Hosen, Wollsocken und feste Schuhe. Nie fehlte der bunte Schal um ihren Hals, eine gestrickte, warme Haube, tief in die Stirn gezogen und der blaue Einkaufswagen. Diese Frau schien immer zu frieren. Wie Frau Alina, dachte Vivian, eine Klientin, bei der sie seit kurzem auch die Kolostomie-Versorgung übernommen hatte. In ihrer Jugend war sie eine schöne Frau gewesen, anmutig wie eine Ballerina mit entwaffnendem Lächeln.

Immer, wenn Vivian auf dem Weg zu Familie Alina war, musste sie ihren „Gefühlspanzer“ anlegen. Es war nicht die finanzielle Situation der Menschen, die Vivian bedrückte. Sicher, eine Witwe mit drei Kindern hatte es nicht leicht. Es galt, eine Lehrstelle für den Großen und die richtige Schule für die geistig ein wenig zurückgebliebene Tochter zu finden. Nur der Kindergartenplatz für die Kleinste war kein Problem gewesen. Wo Vivian konnte, half sie. Die Kinder waren ein gut aufeinander eingespieltes Team und wussten mit der Krankheit der Mutter umzugehen.

Gestern hatten sie ihr voll Stolz die Geschenke für den Muttertag gezeigt. Hans, der Älteste, eher mit dem Sinn fürs Praktische, hatte gespart und ein neues Bügeleisen gekauft. Hanni, die Mittlere hatte ein weißes Tischtuch bestickt, das mittlerweile verschiedene Grauschattierungen aufwies. Es hatte ihr viele Stunden mühsamer Arbeit gekostet, die kleinen rosa Blüten mit den grünen Blättern auf den Stoff zu zaubern. Anettchen, die Kleinste und Schmusekatze der Familie, hatte unter Aufbietung all ihrer Fähigkeiten die Familie gezeichnet. Das Größenverhältnis zwischen den Personen fand Vivian dabei besonders interessant. „Mama wird sich sicher riesig freuen“, lobte sie die Kinder und half den Kleinen, rasch die Geschenke einzupacken, auch wenn das nicht zu ihrem Aufgabenbereich zählte.

In diesem Heim erklang fröhliches Lachen jugendlicher Gäste, Freunde der Kinder fanden immer Platz und ein offenes Ohr, Hilfe und Rat bei Sorgen und Problemen. Frau Alina war unglaublich. Und doch war dieser große, schwarze Schatten, der bedrohlich über ihnen schwebte, immer präsent. Frau Alina war ein Wunder an sich. Sie war sterbenskrank und bekam seit Jahren kaum Luft. Ihr Lungenvolumen wurde immer geringer. In letzter Zeit ging sie tagsüber mit zwei Sauerstoffflaschen und einem Schlauch in der Nase durch die Wohnung. Frau Alina hatte beschlossen, allen Prognosen der Ärzte zu trotzen: Sie durfte nicht sterben! Die Heimhilfe, die dreimal pro Woche kam, putzte, kochte und bügelte, Vivian versorgte die Klientin medizinisch.

Immer wieder hatten sie versucht, vorsichtig mit Frau Alina darüber zu reden, was aus den Kindern werden sollte, wenn die Krankheit doch siegen würde. Lange Zeit war Frau Alina völlig unempfänglich für jedes Gespräch gewesen. Vor einem Monat hatte sie endlich zugestimmt und Vivian und die Außendienstschwester konnten ihr helfen, mit einem SOS-Kinderdorf Kontakt aufzunehmen. Der Mutter lag sehr daran, dass die Geschwister nicht getrennt werden würden. Vergangene Woche lernte die Klientin dann jene Frau kennen, die die Kinder an ihrer Stelle großziehen wird, wenn es so weit ist. Die beiden Frauen im Gespräch zu sehen, gemeinsam bemüht, für die Kinder den besten Weg zu finden, zerriss Vivian fast das Herz. Mit einem heftigen Ruck hielt die U-Bahn an. Es war Zeit auszusteigen. Herr Silber wartete schon.

Wo warst du?

Ich konnte ihn nicht halten,
als sein Herz zu schlagen aufhörte,
seine Lunge den letzten Atemzug tat.
Wo warst du?

Ich konnte ihn nicht halten,
als seine Liebe zur Anderen stärker war,
die Kinder und ich alleine zurückblieben.
Wo warst du?

Mein Rufen verklang,
meine Tränen versiegten,
mein Körper, erschöpft durch das Ringen, verlor alle Kraft.
Wo warst du?

Warum konnte ich nicht erkennen,
als der Schmerz meinen Blick verhüllte,
dass dem Gläubigen
alle Dinge zum Besten dienen
und du immer an meiner Seite bist?

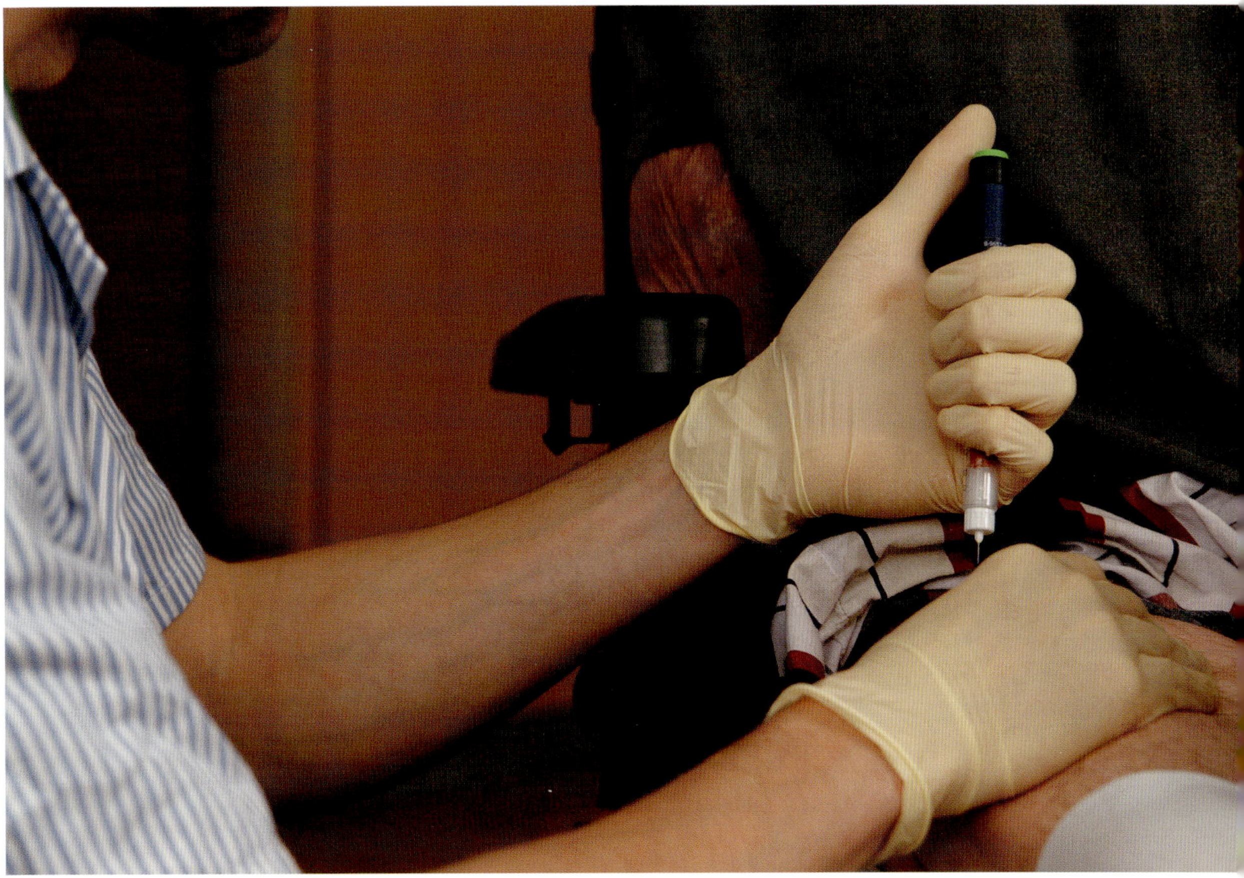

Wärmegewitter

Das war ja gerade noch gut gegangen! Auf den letzten Metern hatte es zu tröpfeln begonnen. Kaum war Irene ins Haus getreten, prasselte ein Wolkenbruch nieder. Die Regentropfen tanzten und hüpften auf dem heißen Pflaster. Irene war nicht nur aus diesem Grund froh, das Haus von Frau Gruber noch erreicht zu haben, sondern auch, weil ihr nun die Zurechtweisung der Klientin erspart bleiben würde, die gnadenlos wie das Sommergewitter über sie hereingebrochen wäre, hätte sie sich um zehn Minuten verspätet. Wie einige ihrer Schützlinge war auch Frau Gruber nur noch in der Lage, sich selbst als den Mittelpunkt der Welt zu sehen.

Dass andere ebenso pflegebedürftig sind wie sie, kann sie nicht mehr begreifen. Ebenso unverständlich war es für sie, dass genau die Sorte Bananen, die einzige, die ihrer Meinung nach essbar war, nicht im Umkreis ihrer Wohnung zu bekommen sein sollte. Die Tatsache, dass Irene an Zeitvorgaben gebunden war, interessierte diese Frau auch nur, wenn es um die Pünktlichkeit des Eintreffens bei ihr ging. Ihre Aufgabenstellung dem Zeitumfang anzupassen, war der Klientin unmöglich. Irene hatte sich angewöhnt zu einer List zu greifen, um die bestellten Bananen zu besorgen, ohne einen großen Umweg zu machen. Sie hatte Pickerln der gewünschten Marke gesammelt und klebte diese nun auf die im nächstgelegenen Geschäft angebotene Ware. Nicht ganz korrekt, zugegeben, aber die Klientin war zufrieden und die Ware schmeckte ihr. Irene saugte, wischte und putzte in Windeseile. Frau Gruber war diesmal zufrieden und entließ sie mit einem Lächeln.

Als Irene aus dem Haus trat, schien bereits wieder die Sonne. Das Grün der Bäume glänzte, die Blumen dufteten. Sie holte tief Luft und machte sich auf den Weg durch den Park zu ihrem nächsten Einsatz.

Sie musste zu Frau Melt, einer liebenswürdigen alten Dame. Hier machte die Arbeit richtig Freude. Irene erinnerte sich an ihren ersten Einsatz bei der Klientin. Die Dame hatte im Büro angerufen und wollte wissen, was sie für die Heimhilfe als kleinen Imbiss herrichten konnte. Frau Melt nötigte sie immer, doch wenigstens ein Glas Wasser oder eine Tasse Tee zu trinken, wenn sie schon nichts anderes annehmen durfte.

„Genug Flüssigkeit ist sehr wichtig“, erklärte sie ihr wiederholt.

Eine Stunde später kam Irene beim Haus des Zahnarztes ihres Sohnes vorbei. Morgen hatten sie einen Termin. Die Zahnspange musste erneuert werden. Was das wieder kosten würde! Und dann der Auslandsaufenthalt ihrer Tochter! Was glaubten die in der Schule eigentlich!

Ständig gab es irgendein Projekt, Schikurs im Winter, ein neuer Taschenrechner, die Utensilien für Geometrisches Zeichnen! Und natürlich Internetanschluss. Scheinbar war ein Unterricht ohne dieses Kommunikationsmittel nicht mehr möglich. Irene wusste oft nicht, wie sie das alles schaffen sollte. Natürlich wollte sie, dass ihre Kinder die bestmögliche Ausbildung erhielten. Wie das andere Eltern machten? Irene seufzte laut und versuchte ihre Sorgen beiseite zu schieben. Sie stieg die Treppe zu ihrem nächsten Einsatz hoch. Hier hatte ihr die Pflegehelferin bereits eine Einkaufsliste bereit gelegt. Das Geld erhielt Irene über den Sachwalter, mit dem monatlich abgerechnet wurde. Ihr war das nur recht. So ersparte sie sich früher endlose Diskussionen und die Suche nach dem Geld. Frau Psirm war immer mehr in eine Welt abgedriftet, die mit der Realität nur an manchen Tagen Ähnlichkeit hatte. Nur als der Sachwalter ernsthaft darum ersuchte, die Waschmaschine der Klientin in Zukunft nicht mit dem Stemmeisen zu öffnen, ärgerte sich Irene sehr. Was dachte er von ihr? Wie konnte er der Klientin solchen Unsinn glauben? Längst hatte sich Irene daran gewöhnt, dass Frau Psirm einen Satz begann, um mitten drin im Niemandsland verloren zu gehen. Wie bei einem Ausflug, bei dem sie die Markierung an den Bäumen aus den Augen verliert und plötzlich im Dickicht steht. Die Klientin tat ihr leid. Sie war früher Direktorin an einem Gymnasium gewesen. Es musste schrecklich sein, nur noch ein Schatten seiner selbst zu werden und so viel zu verlieren. Irene dachte nicht gerne daran, aber wer weiß, in welchem Zustand sie selbst im Alter sein würde? Herr Klemme, den Irene zwei Stunden später betreute, war ebenfalls in der Schule tätig gewesen. Er hatte Mathematik und Chemie unterrichtet. Oft, wenn Irene kam, fand sie ihn wütend und hilflos. Seine Hände mit den nikotinfarbenen Fingern gerieten immer wieder außer Kontrolle. Dieser Zustand beleidigte sein Verständnis von Eigentum. Er war versucht zu glauben, diese zitternden Hände gehörten jemand anderem als ihm. Sie verweigerten den Gehorsam wie ein ungezogenes Kind.

Er rauchte eindeutig zu viel. Die ganze Wohnung war von dem Geruch erfüllt, die Wände hatten einen hellbraunen Belag angenommen. Um die Erlaubnis zu bekommen, die Fenster öffnen zu dürfen, musste Irene jedes Mal erneut kämpfen.

Ab und zu überfielen Herrn Klemme merkwürdige Vorstellungen und es kam vor, dass er in seinem Schlafzimmer stand und sich fragte, warum die Schubladen der Kommode offen waren.

Wer hatte sie geöffnet?

Waren es wieder die Leute von der Geheimpolizei gewesen, die seine Wohnung mit Wanzen gespickt hatten und Löcher in die Mauer bohrten, um ihm ein Geheimnis zu entlocken, an das er sich beim besten Willen nicht mehr erinnern konnte?

Oder waren es jene Menschen gewesen, die an manchen Tagen in Scharen seine Wohnung heimsuchten, mit denen er sein Bett und seine Kleider teilen musste, ohne sich dagegen wehren zu können?
Oder war es die Heimhilfe gewesen, die sicher mit all diesem Gesindel unter einer Decke steckte?
Und woher kamen das Murmeln, die Stimmen, die bedrohlichen Schattenbilder?
An diesen Tagen war Irene froh, wenn sie die dunkle, düstere Wohnung wieder verlassen konnte. Glücklicherweise war heute ein friedlicher Tag im Leben des Herrn Klemme gewesen. Nun hatte Irene ein wenig Zeit. Mittagspause. Sie bummelte die Einkaufstraße entlang. Ihr Blick streifte kurz ihre Silhouette in der Fensterscheibe eines Schaufensters. Zugegeben, sie gehörte nicht zu den gertenschlanken, aber zu behaupten, sie passe nicht in die Küche, wie Herr Maier im Büro gemeldet hatte, als er um einen Wechsel der Pflegerin bat, war ja doch weit übertrieben. Naja, im Laufe der Jahre hatte sie sich bereits an einiges gewöhnt. Schließlich ging es nicht ihr alleine so. Eine nahezu blinde Klientin rief in der Firma an und forderte:
„Schicken Sie mir eine andere Heimhilfe. Die jetzige tut meinen Augen weh." Trotzdem taten Bemerkungen, die ihr Selbstwertgefühl trafen, immer noch weh. Frau Waren hatte sie ein verrücktes Huhn genannt. Sie war überzeugt, Irene plante ihr ihren Sohn, ein Mann in den besten Jahren und gut aussehend, abspenstig zu machen.
„Er hat ja nur noch Augen für Sie", schrie sie ihr bebend vor Eifersucht entgegen. Obwohl purer Unsinn, fand Irene diese Gedanken fast noch charmant. Leid tat Irene nur der Sohn, der immer mehr dazu verurteilt war, seine Mutter persönlich pflegen zu müssen.
Seltsam, dachte Irene, es waren die „Problemkinder", die schwierigen Einsätze, die ihre Gedanken beschäftigten. Jetzt musste sie nur noch zu der neuen Klientin. Neueinsätze waren immer wieder eine Herausforderung. Würde man alle Toiletteartikel finden, die Wäsche, die Hand- und Betttücher? Waren Medikamente vor Ort, ein Krankenbett oder musste alles erst organisiert werden? War der Hausarzt kooperativ oder schwierig?
Wo war doch noch diese Adresse? Irene kam sich an manchen Tagen vor, wie ein perfekter Taxifahrer. Auch sie musste in der Lage sein, jede Adresse in Wien auf Anhieb zu finden. Hoffentlich war ein Schlüssel im Tresor. Ansonsten würde es wieder ewig dauern, in die Wohnung zu kommen. Irene war es ein Anliegen, sich, sobald sie die Wohnung betrat, ein Bild von der Klientin zu machen. Die Augen von Frau Schach waren verschwollen, glanzlos und gerötet. Bei dem Versuch aufzustehen, stolperte sie und schwankte. Irene legte die Frau

behutsam aufs Sofa, das sie auch zum Schlafen benützte, und schob die Kissen zurecht. Schwach abwehrend und unzusammenhängende Worte stammelnd, hielt sich Frau Schach mit beiden Händen den Morgenmantel zu. An der rechten Hand fehlten ihr zwei Finger. Ihre bis auf die Knochen abgemagerten Arme kamen zum Vorschein und Irene sah die vielen blauen Flecken und Narben, die infiziert waren und eiterten. Frau Schach wurde von krampfartigem Zittern geschüttelt und keuchte wie ein erschöpfter Hund.
Das hier war möglicherweise eher ein Fall für ihre Kollegin. Sie würde sofort im Büro anrufen und die Situation schildern. Die Einsatzleitung versprach, eine Krankenschwester zu schicken. Nun war Irene beruhigt. Vorsichtig versuchte sie, Frau Schach ein wenig Essen und vor allem Flüssigkeit einzuflößen, reinigte das Umfeld der Klientin und verließ die Wohnung. Wieder unter freiem Himmel, atmete Irene tief durch. Diese Frau tat ihr leid. Sie war umwerfend schön gewesen, das hatte sie auf einem Foto, das auf der Kommode im Zimmer stand, gesehen. Welche Lebensumstände hatten aus ihr so ein menschliches Wrack gemacht? Irenes Gedankengang wurde jäh durch das Läuten des Handys unterbrochen. Hoffentlich keine Hiobsbotschaft. Heute wollte sie pünktlich zu Hause sein. Sollte eine Kollegin erkrankt sein, hieß das für sie einspringen und wieder einen Einsatz mehr. Irene wusste, dass der Großteil ihrer Kolleginnen bemüht war, überraschend eintretende Krankheit zu verhindern. Besonders bei Abend- und Wochenenddiensten. Manchmal keimte das Gefühl in ihr, dass sie doch alle eine Art große Familie waren. Mit Schwächen und Fehlern, zugegeben, aber doch mit dem gleichen Ziel, hilfsbedürftigen Menschen den Rest ihres Lebensabends würdig gestalten zu helfen.

Freundschaft

Dir beizustehen,
dazu ist Freundschaft da.
Dir meinen Arm zu reichen,
wenn dem deinen die Kraft verloren geht,
mit dir zu weinen,
wenn Seelenqualen dein Herz verdunkeln
und deine Gedanken im Kreise laufen,
wenn dir deine Last
auf einem Stück des Weges
zu schwer wird.

Einen Ausweg finden,
dazu ist Freundschaft da,
wenn dein Blick,
durch Trauer versperrt,
kein Licht am Ende des Tunnels
mehr sehen kann.

Für dich zu beten,
dazu ist Freundschaft da.
Mein kindlicher Glaube
trägt deine Sorgen,
dein Leid und deinen Schmerz
zu unserem Gott,
der dich und mich in gleichem Maße liebt.

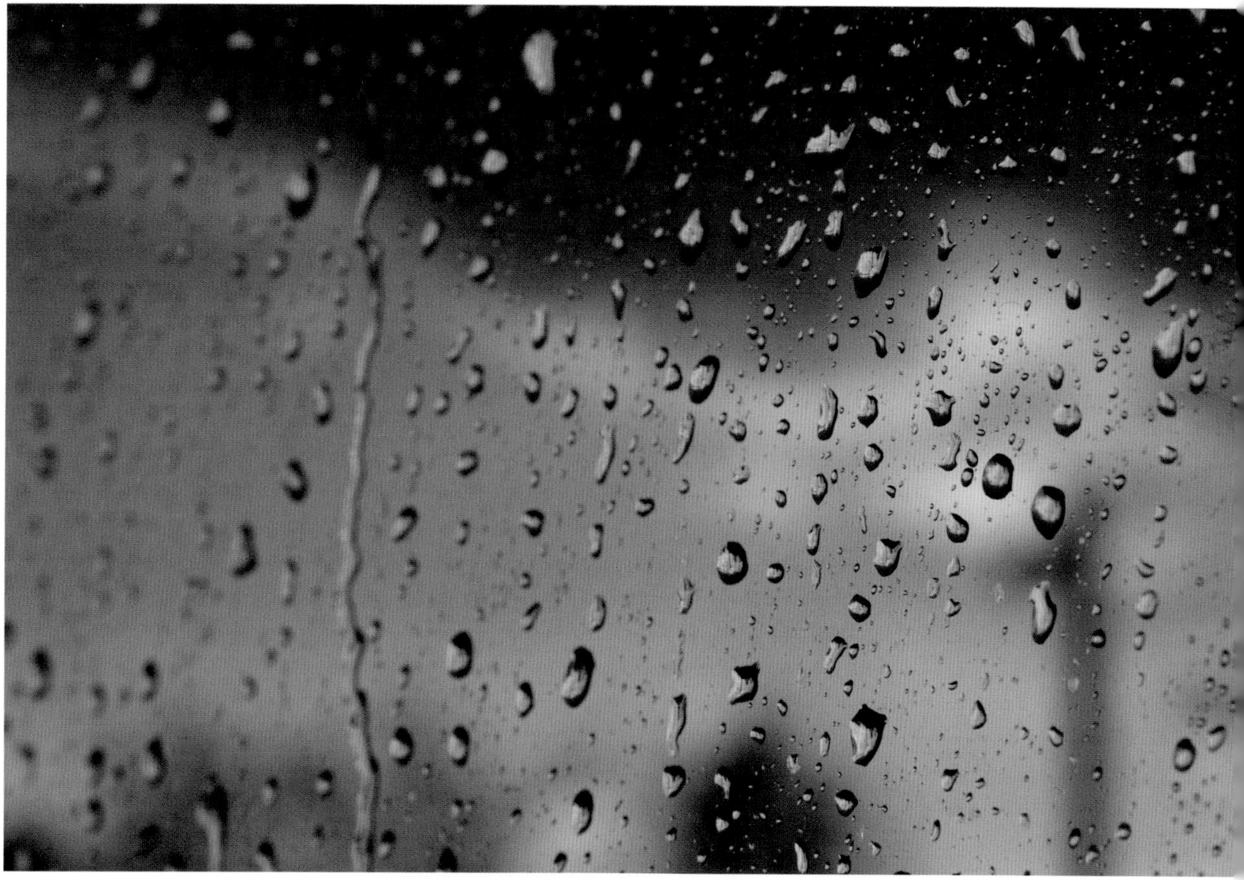

Eiszeit

Ein Strom von Menschen schob sich über die Mariahilfer Straße. Immer wieder eckte Harald mit seinem Rucksack bei Passanten an. Es war drückend heiß. Hatten die Leute bei so strahlendem Wetter nichts Besseres zu tun, als einkaufen zu gehen? Harald würde seine Freizeit lieber im Sommerbad verbringen, am liebsten mit seiner Freundin in der Sonne faulenzen und ab und zu ins Wasser springen.
Von den Schaufenstern der Geschäfte schrien Plakate mit schrillen Farben: Ausverkauf!
Deshalb vielleicht, überlegte Harald. Richtig Zeit darüber nachzudenken blieb ihm nicht. Er hatte es eilig. Er war bemüht, nicht zu spät zu kommen. Als Mann war es nicht so einfach in diesem Job. Es gab immer wieder Klienten, die eine Betreuung von ihm ablehnten. Nicht von ihm persönlich, sondern von einem Mann im Allgemeinen. Manchmal bekam er trotzdem die Chance und viele Klienten revidierten ihre Voreingenommenheit. Es gab mittlerweile Personen, die nur noch von ihm betreut werden wollten. Berichten seiner Kollegen zufolge, die in der Heimhilfe tätig waren, vertraten einige Damen und Herren die Ansicht, ein Mann könne doch nicht kochen oder aufräumen. Auch in diesem Bereich stellte so manch einer fest, dass er sich geirrt hatte.
Harald kletterte die Stufen in den fünften Stock hinauf. Im Stiegenhaus war es wenigstens kühl. Warm würde ihm noch früh genug werden, spätestens, wenn er die kleine Dachgeschosswohnung von Familie Kreiner betrat. Er wusste jetzt schon, was ihn wieder erwartete.
Kaum schloss er die Türe auf, gellte ihm jämmerlich lautes Geschrei des alten Mannes entgegen. Es war fallweise seine einzige Möglichkeit, sich zu artikulieren. „Guten Tag!“, versuchte Harald eine freundliche Atmosphäre zu schaffen. „Haben Sie die Medikamente mitgebracht?“, wollte Frau Kreiner wissen. Diese kleine Frau mit den strengen Zügen, dem noch immer klaren, scharfen Blick durch die randlose Brille war nicht willens, sich bei ihrer Meinung nach unnötigen Höflichkeiten dem Pflegepersonal gegenüber aufzuhalten. „Selbstverständlich. Alle Medikamente sind da und das Verbandsmaterial auch.“ Er hatte alles Nötige zwischen dem Früh- und dem Mittagseinsatz bei der Apotheke nebenan besorgt.
„Wenn Sie ein bisschen sparen würden mit den Sachen, müsste ich nicht soviel Geld ausgeben“, zeterte die alte Dame mit einer erstaunlich kräftigen Stimme, die man bei der zierlichen Person gar nicht erwartet hätte.
Sie hielt sich auch nicht lange beim Thema Medikamente auf, sondern begann, wie schon des

Öfteren, Harald mit einem Schwall von Beschimpfungen und Beschwerden über wieder einmal gestohlenen Schmuck und das freche Benehmen der Kollegin zu überhäufen.
„Meine Tochter wird sich über diese Schwester beschweren. Das Pfarramt hab ich auch schon eingeschaltet. Die glaubt ja, mit uns Alten kann man alles machen!" Harald wusste nur zu genau, dass im selben Ton auch hinter seinem Rücken geredet wurde. Er legte sich seinen Mantel geduldiger Freundlichkeit um und versuchte daran zu denken, dass die beiden Leutchen an die hundert Jahre und oft nicht mehr Herr ihrer Sinne waren. Vorsichtig und zart begann Harald den Mann zu waschen, er jammerte und stöhnte, mehr aus Gewohnheit als aus Schmerz, ab und zu schrie er auf. Selbst die Anti-Dekubitusmatratze konnte bei dem Klienten keine Wunder mehr vollbringen. Sein Körper war ausgezehrt und verkrampft. Er bestand nur noch aus Haut und Knochen. Es hatten sich bereits offene Druckstellen gebildet und er musste regelmäßig umgelagert werden. In der Wohnung war es mittlerweile drückend heiß. Ein Fenster zu öffnen gelang auch hier immer nur nach zähen Verhandlungen. Heute fehlte Harald die Kraft dazu. In unmittelbarer Entfernung begann Frau Kreiner lautstark in ihr Saxophon zu blasen. Haralds Nerven wurden stark strapaziert.
„Und wo ist mein Kräutertee?", wollte die Dame in den kurzen Pausen zwischen schimpfen und Saxophonspielen wissen. Harald fragte sich im Stillen: Warum mache ich das immer wieder? Warum renne ich in meiner Freizeit herum und besorge für sie ihre Lieblingsteesorten, wenn sie doch nie zufrieden ist? „Wenn ich mit der Pflege ihres Mannes fertig bin, hole ich ihn. Ich hab den Tee in meinem Rucksack", versucht er die Frau zufrieden zu stellen. Harald warf einen Blick auf das Mittagessen des Klienten. Nicht immer bereitete die liebende Gattin ein Mahl, das dem Kranken auch gut tat. Etwas dagegen zu sagen, verlangte Fingerspitzengefühl und Diplomatie. Herr Kreiner sollte Diätnahrung erhalten. Seine Frau zeigte sich wie in vielen Punkten auch darin völlig uneinsichtig. Für sie bedeutete jeder Schrei ihres Gatten ein Zeichen von Hunger. Sein Körper hatte sich verändert, sein Gehirn war umnachtet, aber seine Frau konnte das nicht akzeptieren. „Von dem, was Sie ihm zu essen geben möchten, kann er ja nicht satt werden und ich habe in der Nacht immer die Schreierei und kann nicht schlafen!", empörte sich Frau Kreiner. Sie war überzeugt, das Pflegepersonal agiere aus reiner Bosheit so. Ihr oblag es dann, so glaubte sie, den Kranken mit allen Lebensmitteln zu füttern, die sie im Kühlschrank fand und die ihm vorenthalten worden waren. Diese Situation führte zu einer latenten Verschlechterung des Gesamtzustandes von Herrn Kreiner.
Heute schien es zu passen. Harald durfte Herrn Kreiner nur in Ausnahmefällen füttern, diese

Tätigkeit ließ sich die Gattin nicht nehmen. „Also dann, bis am Abend!“, verabschiedete sich Harald, zog die Tür hinter sich ins Schloss und hastete schwitzend und nahe der Grenze seiner nervlichen Belastbarkeit angelangt, die Stiegen hinunter. Gleißendes Sonnenlicht schlug ihm entgegen, als er aus dem Haus trat. Er atmete einmal tief durch. Einige Schritte weiter befand sich linker Hand ein Juweliergeschäft. In letzter Zeit war Harald des Öfteren davor stehen geblieben. Er ertappte sich dabei, Ringe anzusehen. Immer deutlicher wurde der Wunsch, seine langjährige Freundin um ihre Hand zu bitten, genau so wie er es in Kitschfilmen gesehen hatte. Verdammt, warum nicht? Was war gegen Romantik einzuwenden? Und die Scheidungsrate von 50 % in Wien? Was ging ihn das an? Sie beide würden es schaffen, ein Leben lang. Die Eltern seiner Freundin waren ein leuchtendes Beispiel dafür. Seit 25 Jahren verheiratet und glücklich. Morgen würde er diesen wunderschönen, zarten Ring mit dem kleinen Stein kaufen. Er lächelte zufrieden.

Nachdem er diesen Entschluss gefasst hatte, konnte ihm auch der nächste Einsatz, keine Nuance leichter als der letzte, seine gute Laune nicht mehr verderben. Frau Stokes wog 150 Kilogramm. Wenn er an seinen ersten Besuch bei der Klientin dachte, lief ihm noch jetzt, trotz der Hitze, ein Schauer über den Rücken. Als Frau Stokes nach einiger Überredungskunst endlich bereit für die Körperpflege war – deren Notwendigkeit sie nicht begriff, denn Hygiene war, nach ihren eigenen Aussagen, nicht so ihr Ding – sah sich Harald mit einer Situation konfrontiert, die ihm noch nicht begegnet war. Unter der breiten Bauchfalte der Klientin hatten sich Maden eingenistet. Frau Stokes sorgte auch weiterhin für Abwechslung. Als sie endlich akzeptiert hatte, dass es sich ohne Mitbewohner besser leben ließ und dass baden eine wichtige und sogar entspannende Tätigkeit sein konnte, beschloss sie, einmal wöchentlich in die Wanne zu steigen.

Harald musste jetzt noch schmunzeln, wenn er an den Mittwoch vor drei Monaten dachte. Die Klientin hatte sich entschieden, alleine, ohne Mithilfe des Pflegepersonals, zu baden. Warum auch nicht? Schließlich war sie kein Kind mehr. Gesagt, getan. Sie hievte sich unter Keuchen und Stöhnen ins warme Nass. Leider kam sie bei dem Versuch, wieder aus der Wanne zu kommen, an dem Stoppel der Wanne an und das Badewasser rann aus. So lag sie nun hilflos und frierend. Sie musste warten, bis Harald endlich kam. Er läutete, niemand machte auf. Sie rief und schrie um Hilfe so laut sie konnte. Harald, dem ein Zugang zur Wohnung ohne Schlüssel nicht möglich war, sah sich gezwungen, die Polizei um Hilfe zu bitten. Diese kam und dann die Feuerwehr. Gemeinsam öffneten die Beamten die Türe und gingen mit Harald in die

Wohnung. Sie fanden Frau Stokes in ihrer misslichen Lage. Leider konnte Harald sie nicht befreien, weil sich die Dame, aufgrund ihrer Körperfülle an dem Wannenrand angesaugt hatte. „Na das ham wir gleich, Gnä' Frau", meinten die Herren von der Feuerwehr und versuchten mit vereinten Kräften die Dame aus der Wanne zu bekommen. Harald tat die Klientin leid. Bei aller Situationskomik war es doch eine sehr peinliche Lage für sie. Seither wartete Frau Stokes immer geduldig, bis Harald kam. Sicherheitshalber hatte sie auch darum gebeten, einen Schlüsseltresor bei ihrer Wohnungstüre anzubringen.

Harald stapfte die vier Stiegen bis zu Frau Stokes Wohnung hinauf und läutete. Heute war es wieder so weit, Badetag! Im Stillen versprach sich Harald: Nach dieser Schwerarbeit hast du dir ein großes Eis verdient.

Wahre Größe

Mich so anschreien zu lassen,
beleidigen zu lassen,
demütigen zu lassen,
verletzen zu lassen,
hab ich das nötig?

Ständig für andere da zu sein,
Sorgen und Nöte anzuhören,
Streit zu schlichten,
Leiden zu lindern ohne Dank,
hab ich das nötig?

Von Menschen verlacht,
verspottet, angespuckt,
beleidigt, gedemütigt,
nicht angenommen zu werden,
hattest du das nötig?

Kein Weg war zu weit,
keine Demütigung zu groß,
selbst der Tod konnte dich,
Sohn des Höchsten,
nicht davon abhalten,
an meiner Stelle die Schuld zu bezahlen.
Nichts davon hattest du nötig.
Alles nahmst du auf dich
aus grenzenloser, unbegreiflicher Liebe
zu mir.

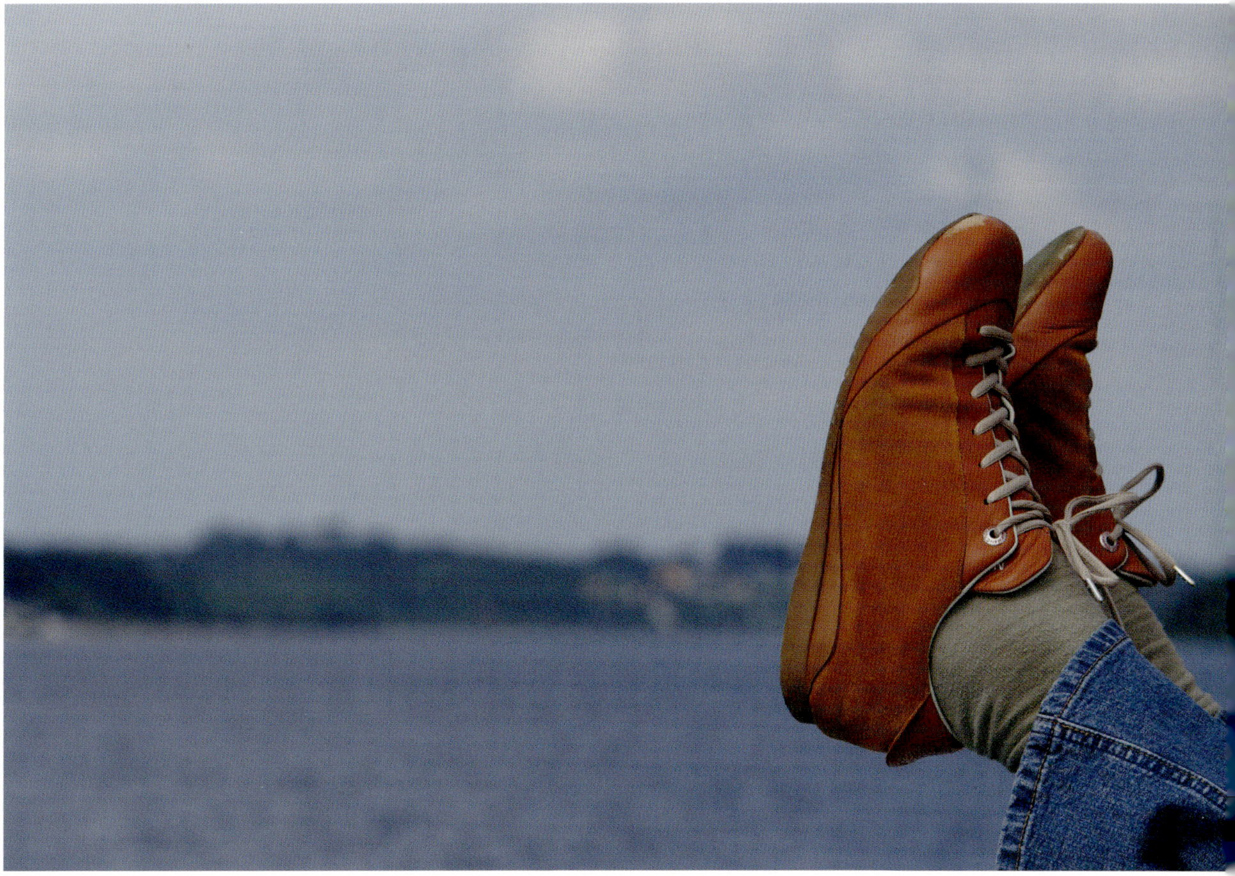

Sommersonne

Michael schaute aus dem Fenster und lauschte dem Lachen der Kinder im Hof. Eine Mutter hatte ein leuchtend blaues Planschbecken in die Mitte der Wiese gestellt. Die Kleinen hüpften hinein und hinaus. Sie johlten vor Vergnügen und bespritzten einander mit Wasser. Die Tropfen glitzerten auf ihrer bronzefarbenen Haut. Michael lächelte. So hatte er auch ausgesehen, damals in seiner Kindheit, in der er mit seinen Freunden am Ufer der Alten Donau stundenlang im Wasser tobte, bis seine Zähne vor Kälte klappernd aufeinander schlugen.

Er blickte auf die Uhr. Bald würde er ihre Schritte hören, den Schlüssel, der sich im Schloss drehte. Heute hatte Tamara Dienst. Seit Jahren wurde er von den gleichen Pflegerinnen betreut. Sie arbeiteten zusammen im „Radldienst". Nur selten kamen Personen zu ihm, die er nicht kannte. Nur wenn eine der beiden krank oder im Urlaub war. Aber das war verständlich und nicht so tragisch, da er wusste, es war ja nur für kurze Zeit. Freundlich und kompetent waren alle die kamen, auch die männlichen Pfleger.

Tamara aber war sein Liebling. Sie erinnerte ihn an die große Liebe seines Lebens. Wenn er die Augen schloss, sah er ihr zartes Gesicht mit den fein geschwungenen Brauen, ihr leuchtend blondes Haar mit der kleinen Locke, die sich in ihre Stirn kräuselte, ihre blauen Augen, die vor Lebenslust strahlen.

Vor Jahren, als er aufstrebender Anwalt und Hobbysportler gewesen war, damals hätte er ihr begegnen sollen. Damals, ehe diese heimtückische Krankheit von ihm Besitz ergriffen und aus seinem athletischen Körper ein menschliches Wrack gemacht hatte. Als er noch in der Lage war zu arbeiten, fiel es ihm nicht so schwer, die Hilfe der Pflegerinnen anzunehmen. Vor Monaten aber war ein blauer Brief in der Post gewesen, jetzt war sein Leben um noch eine Nuance nutzloser geworden. Immer schneller war der Verfall seines Körpers vorangeschritten und er musste diese Tatsache machtlos akzeptieren. Jetzt konnte er sein Essen nicht mehr alleine schneiden und nur mühsam zum Mund führen. Er war kaum mehr in der Lage, alleine zu baden. Er benötigte Hilfe. Auch ein Zivildiener kam an diesen Tagen, ein junger, kräftiger Mann, um die Pflegerinnen bei ihrer Arbeit zu unterstützen.

Michaels Innerstes krampfte sich zusammen, wenn er diesen jungen, gesunden Körper sah. Wie gerne hätte er sich gegen sein Schicksal gewehrt. Es war so ungerecht! Warum hatte gerade ihn diese Krankheit ereilt?

Tamara war es auch gewesen, die ihn zum ersten Mal in der für ihn peinlichen Lage vorgefunden hatte, nicht mehr rechtzeitig auf die Toilette gekommen zu sein. Tränen der Scham rannen über seine Wangen und er drehte den Kopf zur Wand, um sie vor ihr zu verbergen. Mit ihren zarten und doch so kräftigen Händen hatte sie ihn mit ruhiger Selbstverständlichkeit gereinigt.

Obwohl er sich so nutzlos vorkam, gab sie ihm immer wieder das Gefühl, ein wertvoller Mensch zu sein. Michael war der Ansicht, dass ihn noch nie eine Frau so genau gekannt hatte wie Tamara.

Er wusste auch einiges über sie. Obwohl sie so jung aussah, hatte sie zwei Kinder. Über ihren Mann wollte er nicht nachdenken. Es regte sich sinnlos und unbegründet eine Art Eifersucht in ihm. Eifersucht auf eine Familie, die er in seinem relativ jungen Leben nie gehabt hatte und nie haben würde.

Tamara war es auch gewesen, durch die er Gott besser und näher kennen gelernt hatte. Sie trug ihre tiefe Gläubigkeit und ihr unerschütterliches Vertrauen in dessen Macht nicht wie eine wehende Fahne vor sich her. Vielmehr war Michael durch ihr ruhiges, zufriedenes, offenbar auch in Schwierigkeiten glückliches Leben auf diese unerschütterliche Kraft in ihrem Inneren aufmerksam geworden. Er hatte zu fragen begonnen. Sie hatte ihm auch versucht zu erklären, dass alle Dinge dem Gläubigen zum Guten gereichen. Von wegen – was sollte an seiner Krankheit schon Gutes sein?

Oder lag es daran, dass er vielleicht kein Gläubiger war?

Er schüttelte den Kopf, um seine Gedanken zu vertreiben und entfernte sich langsam mit seinem Rollstuhl vom Fenster. Die Kinder waren nach Hause gelaufen, es gab nichts mehr zu beobachten. „Hallo!“, rief Tamara, als sie die Wohnung betrat.

„Warum haben Sie denn das Fenster geschlossen?“ Mit einem kurzen Blick erkannte sie, dass es ihm heute nicht gut ging. Sie war schon jahrelang bei ihm und fühlte intuitiv seine Stimmungsschwankungen. Um ihn abzulenken, begann sie über dies und das zu plaudern und ihre Arbeit zu verrichten.

„Sie sollten wieder einmal in die Stadt fahren, wie Sie es früher so gerne getan haben. Die Sonne scheint und es ist warm, überall blühen Blumen. Es wird Ihnen gefallen!“

„Vielleicht mache ich das morgen, wenn es nicht windig ist“, antwortete Michael. Ob Tamara wusste, wie sehr er die Bewegung in der Natur vermisste, das Bike unter seinem Körper? Die kraftgeladene Energie, mit der er das Rad über jeden Steilhang hinauf trieb, um sich am höchsten Punkt angelangt, in rasender Fahrt mit hohen, weiten Sprüngen wieder

hinunterzustürzen? Wie er das Zerren des Windes in seinen Haaren, den Regen, der seinen erhitzten Körper kühlte, und die Sonne mit all ihrer Kraft vermisste?
Das Wasser, wie es geteilt durch die schnellen Kraulbewegungen an seinem Körper entlang glitt?
Tags darauf war sein Zustand erbärmlich. Er hatte Fieber und hustete. Die Idee, den Zauber des Sommers mitzuerleben, konnte er ad acta legen. Tamara fühlte genau, wie sehr er unter dieser Situation litt. Obwohl sie mehrere Klienten hatte, war ihr Michael auf eine besondere Art ans Herz gewachsen. Sie verstand seine Verzweiflung und seine Traurigkeit. Michael hatte ihr viel über sein Leben erzählt und auch, wie sehr er Ausflüge in die Natur geliebt hatte, die Sonnenuntergänge in den Bergen oder am Strand, wenn die Wellen gegen das Ufer schlugen. Erst im Kreise seiner Familie, als er noch Kind war, später gemeinsam mit seiner Freundin. Er war ein Romantiker. Traurig, dass ihn dieses Mädchen verlassen hatte. Traurig, aber vielleicht auch verständlich. Sie war jung gewesen und wollte leben und eine Familie gründen.
Von Tag zu Tag stieg das Fieber. Eigentlich hätte Michael den Sommer bei seiner Mutter in Salzburg verbringen sollen, aber wie es aussah, war er nicht reisefähig. Seine Mutter würde nach Wien kommen müssen.
Tamara brachte Blumen mit, um ein bisschen Farbe in sein Heim zu zaubern. Der Arzt kam regelmäßig, verschrieb Antibiotika und war etwas besorgt. Am Freitag hatte Tamara den letzten Abenddienst für einige Zeit bei Michael. Ab morgen würde sie mit ihrer Familie nach Kreta fliegen und Michael würde vorübergehend von seiner Mutter betreut werden.
Sie hatte seinen Körper, der heiß vom Fieber war und immer wieder von Hustenanfällen geschüttelt wurde, gewaschen. Sie hatte ihn zu füttern versucht, obwohl er kaum Lust zum Essen verspürte. Sie hatte versucht, ihm genug Flüssigkeit zu verabreichen und wollte sich schon verabschieden, als Michael bat:
„Ich weiß, eigentlich hast Du keine Zeit mehr, aber, es ist unser letzter Abend für drei Wochen. Würde es Dir etwas ausmachen, wenn Du die Duftkerze anzündest und mir noch ein wenig vorliest?“ Er deutete auf das Buch auf dem Schreibtisch, eine skurrile Liebesgeschichte eines japanischen Autors. Tamara war gleichermaßen berührt und betroffen. Was ging in ihm vor? Plötzlich war ihr nicht mehr wichtig, ob sie ihre Zeit überschritt. Er war für heute der letzte Klient, sie würde nirgendwohin zu spät kommen. Sie hatte das zwingende Gefühl, in diesem Moment nicht weggehen zu können.
Sie setzte sich neben sein Bett, schlug das Buch auf und begann zu lesen. Vorsichtig und

zögernd ergriff Michael ihre Hand. Sie las immer weiter, die Kerze flackerte. Als sie zu Ende gelesen hatte, schloss sie das Buch. Sie warf einen Blick auf Michaels Gesicht. Entspannt, nahezu glücklich lag er da. Er schien eingeschlafen zu sein. Sie entzog ihm ihre Hand und stand auf.

„Tamara?"

„Ja!"

„Mach bitte die Lade meines Nachtkästchens auf!", bat er.

Sie tat es.

„Es ist nicht viel und stammt aus der Zeit, in der mir meine Finger noch gehorcht haben. Es ist ein Geburtstagsgeschenk. Bitte nimm es an!"

Woher wusste Michael, dass sie Geburtstag hatte? Tamara nahm die bemalte Pappschachtel und öffnete sie. In ihr lagen viele kleine getrocknete Blumen aus Michaels Heimat.

„Danke, Michael, es ist wunderschön!" Es waren die letzten Minuten, die Tamara und Michael gemeinsam erlebten. Michaels Mutter brachte ihren Sohn am 20. Juli ins Krankenhaus. Lungenentzündung.

Gott legte ihn wenige Tage später zur Ruhe.

Werde ich jemals erkennen?

Wird der Schmerz
jemals erträglich werden
und ein Kinderlachen
nicht mehr mein Herz zerreißen?

Wird die Sehnsucht nach dir
jemals der Dankbarkeit weichen,
dich eine kurze Zeit
in meinen Armen gehalten zu haben?

Wird die Erkenntnis
jemals mein Herz erreichen,
dass Gott, der schon am Anfang das Ende sieht,
keinen Fehler macht?

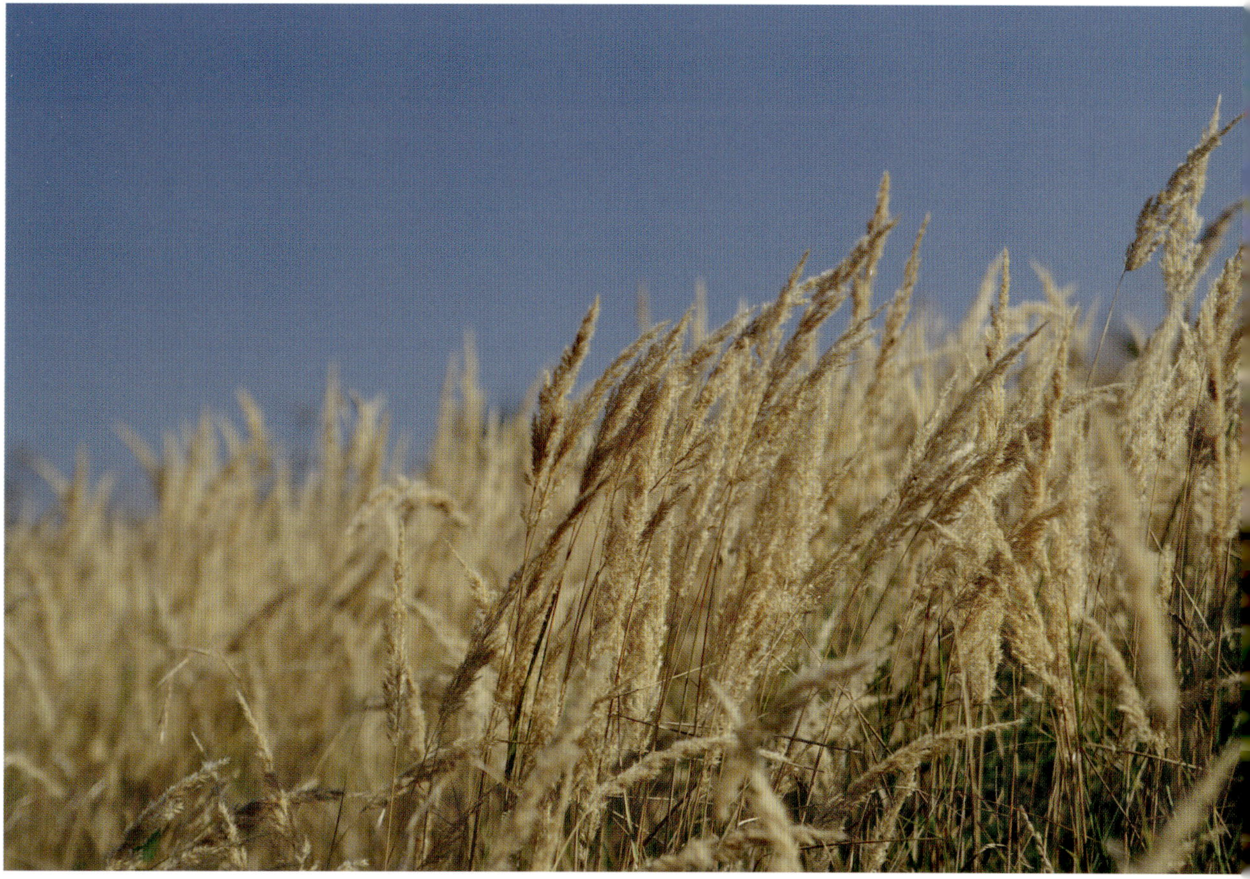

Drachensteigen

Unmerklich wechselte das satte Grün von Bäumen und Sträuchern zu Gelb-, Rot- und Brauntönen. Wenn der Wind heftig durch die Zweige fuhr, tanzten lose Blätter zu Boden. Auf den Wiesen liefen Kinder ihren bunten Drachen nach, die an der Leine zerrend und mit den Schwänzen winkend in den Himmel emporstiegen. Die Luft war lau und von Abschied und Einsamkeit war noch nichts zu spüren. Birgits Schritte waren nicht mehr so raumgreifend und federnd wie am Morgen. Viele Stunden Arbeit hatten sie müde gemacht. Und dann noch die Sorge um die Wohnung. Schon vor zwei Monaten hätten sie einziehen sollen. Ihr alter Mietvertrag lief aus und die neue Wohnung war immer noch nicht in dem Zustand, in dem sie sein sollte, um übernommen zu werden. Die Möbel waren bestellt und sollten nächste Woche geliefert werden. Ihr Mann hatte versucht, die Arbeiten voranzutreiben, aber noch war alles in Schwebe.

Und diese Frau Wagner! Sie kostete Birgit immer den letzten Nerv. Es lag nicht an Birgit, auch ihrer Kollegin, mit der sie zusammenarbeitete, ging es so. Wie gut, dass sie diese Klientin nur mittags betreuen musste. Früh und abends war ein anderes Team eingeteilt. Dabei war es nicht Frau Wagner, die so anstrengend gewesen wäre. Die Verwandten, nie erreichbar, wenn man sie brauchte, um Verbandmaterial oder Essen zu besorgen, oder wenigstens Geld für den Einkauf zu hinterlassen, die umgekehrt aber vom Betreuungspersonal Wunder erwarteten, waren das Problem. Diese Fakten kosteten so viel Energie. Und dann das Umfeld der Klientin! Während Birgit die Körperpflege vornahm, flog ein Vogel über ihren Kopf hinweg und pickte sein Futter auf, das überall im Raum verteilt war, von allen anderen Dingen, die der Vogel hinterließ, ganz zu schweigen. Es kam auch immer wieder vor, dass ihr, so wie heute, eine kleine Maus über die Füße huschte. Birgit grauste vor Mäusen und sie war versucht laut aufzuschreien und die Wohnung fluchtartig zu verlassen. Immer wieder hatte sie die Verwandten gebeten, sich der Mäuseplage anzunehmen, bisher erfolglos. Die Großen waren in die aufgestellten Fallen getappt, die kleinen schienen schlauer zu sein. Im Grunde tat ihr die Klientin leid, die sich fürchtete, allein in der Wohnung zu sein und immer wieder darum bat, doch noch ein wenig zu bleiben. Trotzdem war dieser Einsatz ein Albtraum für Birgit.

Die Menschen hasteten durch die Einkaufsstraßen. Beim Schaufenster eines Modegeschäfts hielt Birgit inne. Zwischen Angeboten für die Räumungsaktion hing genau die Bluse, die sich ihre Tochter gewünscht hatte. Morgen war Birgits freier Tag, da würde sie vorbeikommen, um

sie zu kaufen. Hübsch würde das junge Mädchen darin aussehen.
Ein Lächeln huschte über Birgits Gesicht. Sie musste unwillkürlich an Herrn Herwig denken, einen Klienten, der ihr immer wieder erzählte, dass es ihm sein ganzes Leben lang nicht gegönnt gewesen war, einer Frau nahe zu sein. Bis ins kleinste Detail versuchte er, sein Begehren und seine Wunschträume auszuschmücken. Anfangs trieb ihr seine Fantasie, die wohl von Zeitungen und Filmen angefacht worden war, die Röte ins Gesicht. Sie war versucht, im Büro anzurufen und darum zu bitten, einen ihrer männlichen Kollegen zu schicken. Mittlerweile war sie an seine Äußerungen gewöhnt und wischte sie mit einigen Worten zur Seite. Sie wusste von der Einsatzleitung, dass es ihn immer sehr interessierte, wie die Kollegin aussieht, die bei Urlaub oder Krankenstand die Vertretung übernehmen würde und ob sie schon verheiratet sei. Sie schmunzelte insgeheim darüber.
Herr Herwig war ihr immer noch lieber als Herr Logen. Er zog es vor, immer wenn Birgit bei ihm arbeiten musste, zu masturbieren. Anfangs hatte sie dieses Verhalten geschockt. O.K., sie hatte gelernt, der Klient hatte das Recht, sich als Mann zu fühlen, aber musste das unbedingt in ihrer Gegenwart sein? Allmählich war sie zur Erkenntnis gekommen, je weniger sie diesem Umstand an Bedeutung beimaß, desto eher hatte sie eine Chance, dass der Klient davon Abstand nahm, wenn sie in der Wohnung war. Es war nicht einfach als Mann in diesem Beruf zu arbeiten, aber als Frau ergaben sich auch jede Menge Schwierigkeiten. Rasch huschte sie in den Supermarkt, in dem sie immer für Frau Zwulik einkaufen ging. Hier gab es jene Sorte Milchreis, die Frau Zwulik aß. Nichts anderes stand auf ihrem Speiseplan. Der Zivildiener war bereits auf die Suche nach einem Geschäft ausgeschickt worden, in dem diese Marke noch geführt wurde, sollte hier einmal ein Engpass entstehen. Er kannte Frau Zwuliks Eigenheiten gut. Die Klientin mochte ihn und wollte an schönen Tagen nur von ihm im Rollstuhl spazieren gefahren werden. Birgits Kollegin vom Besuchsdienst lehnte sie ab. Vielleicht erinnerte sie der Zivildiener an Enkelkinder, die sie gerne gehabt hätte?
In einer Woche hatte Herr Svoboda Geburtstag. Birgit freute sich heuer besonders darauf. Sie würde die Möglichkeit haben, Herrn Svoboda eine, wie sie annahm, große Freude zu bereiten. Sie hatte im Laufe des letzten halben Jahres das Sterben seiner Katze miterlebt. Natürlich war es letztendlich ihre Schuld, das Minki gestorben war. „Sie haben ihr immer das Essen aus dem Kühlschrank gegeben! Das hat sie ja umbringen müssen!" Birgit fühlte sich nicht schuldig. Die Katze war fünfzehn Jahre alt gewesen und ihre Zeit war abgelaufen, aber sie verstand, dass der Schmerz für Herrn Svoboda leichter zu ertragen war, wenn er einen Schuldigen dafür benennen

konnte. Der Sachwalter hatte erlaubt, eine neue Katze zu kaufen. Birgit freute sich auf das Leuchten in den Augen des einsamen Mannes, der in letzter Zeit immer wieder geweint hatte.
Sie stapfte die Treppen in den fünften Stock hinauf. Ihr vorletzter Dienst heute Abend und kein Aufzug. „Guten Abend Frau Wrbadil!“, rief Birgit als sie die Türe geöffnet hatte. „Karli, hast g'hört, die Mausi is' kommen“, erklang die Stimme der Klientin. Oh je, dachte Birgit, die Frau hatte wieder zu wenig getrunken, keinen Sinn zu erklären, dass sie nicht die Mausi, sondern die Heimhilfe war.
„Was soll ich Ihnen denn heute zum Abendessen machen? Ein weiches Ei oder lieber ein Käsebrot mit Tee?“ wollte Birgit wissen und hoffte, Frau Wrbadil würde sich rasch entschließen. Sie wollte Tee und Brot. Eilig richtete Birgit die Malzeit und stellte sie auf den Tisch. Während sie die Medikamente aus der verschlossenen Box holte, hörte sie schon die mahnende Stimme. „Jetzt ham S' schon wieder dem Karli sein Brot vergessen.“ Birgit seufzte und ging daran, ein weiteres Brot auf einen Teller zu legen. Mit freundlichen Worten stellte sie den Teller auf den Tisch.
„Na, kokettieren brauchen S' nicht gleich mit meinem Mann“, ertönte die quengelnde Stimme der Klientin. Birgit lächelte routinemäßig freundlich und meinte: „Entschuldigung, das war nicht meine Absicht. Schlucken Sie bitte noch die drei Pulver, die für Ihren Mann hole ich gleich.“ Folgsam und zufrieden schluckte Frau Wrbadil die Medikamente.
„Gute Nacht, bis Morgen!“, rief Birgit und eilte zur Tür. Noch am Gang hörte sie die Klientin mit ihrem Gatten plaudern. Echt lieb, wenn er nicht vor fünf Jahren gestorben wäre, dachte Birgit und seufzte leise. Sie wusste nie genau, womit sie rechnen musste, wenn sie die Wohnung betrat, ob Frau Wrbadil zurzeit in der Gegenwart oder der Vergangenheit lebte. Es war auch schwierig, immer genau den momentanen Aufenthaltsort des unsichtbaren Gatten zu erahnen, um sich der Vorstellungswelt der Klientin anzupassen.
Als Birgit die Straße betrat, hatte es heftig zu regnen begonnen. Nur wenige Menschen waren noch unterwegs. Sie spannte ihren Schirm auf, hoffte, dass er dem böigen Wind standhalten würde und eilte, mit einem, wie immer in letzter Zeit, flauen Gefühl weiter zu ihrem nächsten Klienten. Würde sie ihn noch lebend vorfinden? „Guten Abend!“, rief sie und wartete auf eine Antwort. Es kam nichts. Sie nahm all ihren Mut zusammen und ging weiter ins Zimmer an sein Bett. Langsam wendete er ihr sein Gesicht zu und schlug die Augen auf.
„Servus, mein Mäderl“, erklang es leise. Behutsam reinigte sie seinen Körper, nur noch das Nötigste war hier zu tun. Sie versuchte, ihm ein wenig Flüssigkeit und löffelweise Nahrung

einzuflößen. Plötzlich deutete er auf den Sessel neben seinem Bett um Birgit zu veranlassen, dort Platz zu nehmen. Seine gebrechliche, trockene Hand tastete nach der ihren und er begann klar und deutlich, wenn auch leise, zu reden. Er erzählte von Weihnachten mit seinen Kindern, die ihn jetzt kaum besuchten, da sie in Australien lebten, und von seiner wundervollen Frau, die es verstanden hatte, Wärme und Geborgenheit zu übermitteln. Birgit vergaß die Zeit und hörte still zu. „Schau auf Deine Leut', Mäderl, dass sie gern zu Hause sind, die Familie ist das Wichtigste im Leben." Er schloss erschöpft seine Augen, das lange Reden hatte ihn müde gemacht. Birgit war tief gerührt, so kannte sie diesen Klienten gar nicht. Fürsorglich deckte sie ihn zu. „Gute Nacht, bis morgen!", hoffentlich, fügte sie im Gedanken hinzu.
Sie schloss die Türe, gab den Schlüssel in den Tresor zurück und machte sich auf den Heimweg.

Ich weiß wohin

Ich weiß wohin,
wenn die Schatten meiner Seele
das Strahlen meines Herzens
zu ersticken drohen.
Ich lege sie in Gottes Hände,
er sorgt für mich.

Ich weiß wohin,
wenn die Trauer und die Schuld
über meine Fehler
mir den Mut zum Weiterleben
rauben wollen.
Ich lege sie in Gottes Hände
und vertraue seiner Liebe.

Ich weiß,
wer meine Probleme löst,
meinen Schmerz erleichtert,
wer meine Kraft ist, wer mein Leben und mein Lieben
in seinen gütigen Händen hält.
Er ist groß genug, um auch
deine Probleme, deine Sorgen,
dein Leben und Lieben
in seine Hände zu nehmen.
Wer – wenn nicht er.

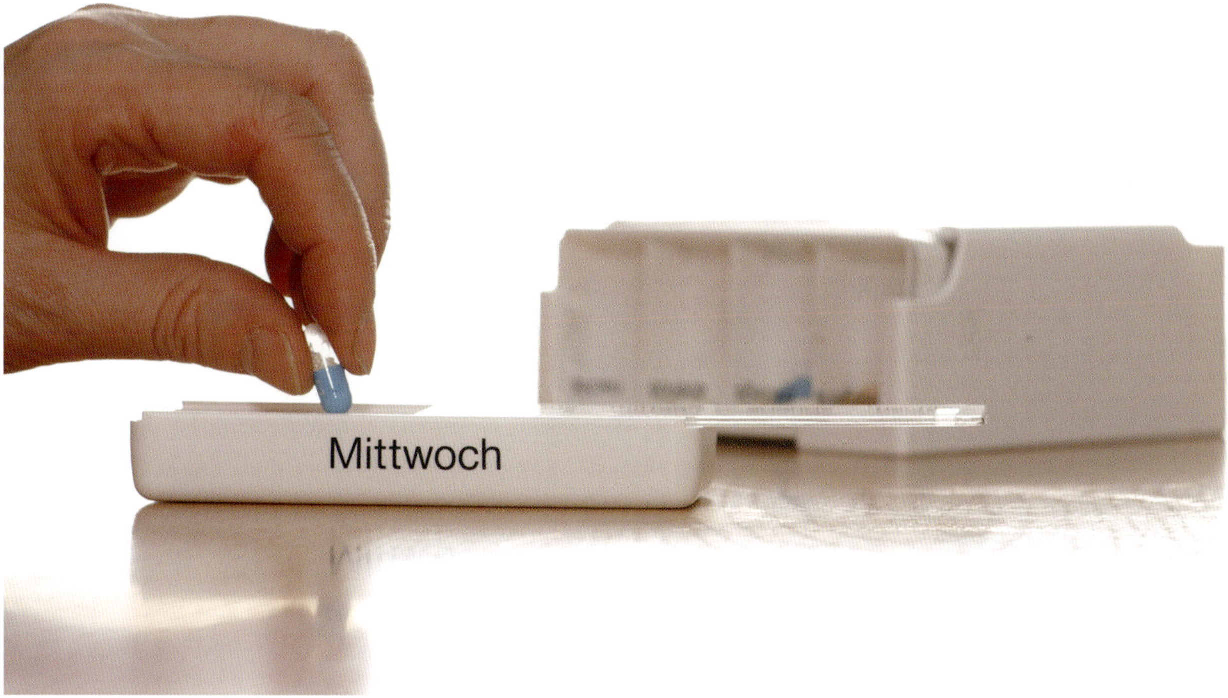
Mittwoch

Herbst

Die Morgendämmerung kriecht langsam zum Fenster herein. Ich bin froh darüber, denn der Schlaf ist schon lange nicht mehr mein Freund. Es naht der Moment, in dem ich das Geräusch des Schlüssels im Türschloss hören werde. Dann kommst du. Hoffnungsschimmer in meiner oft so trostlosen Einsamkeit. Du, als einziges Bindeglied zur Welt hinter dem Fenster, in der ich schon lange keinen Platz mehr habe. Schon lange bin ich ungebraucht, ungeliebt, im Weg und manchmal lästig.

An Tagen, an denen es mir besser geht, mache ich mich auf, rechtzeitig, um dir zu öffnen. Manchmal ist es allerdings besser, ich bleibe liegen. Es kann vorkommen, dass ich in der Mitte des Weges zu Boden falle. Wenn du dann kommst, bestehe ich darauf, dass du mich aufhebst, ich bettle und versichere dir, dass ich mich nicht verletzt habe. Doch du bleibst hart. Du darfst nicht, sagst du, du kannst nicht, weil du nicht siehst, ob ich nicht doch etwas gebrochen habe. Ich will deine Erklärungen nicht hören, nicht verstehen. Ich werde wütend und fühle mich auch von dir im Stich gelassen. Die Rettungsmänner, die von dir gerufen werden, wollen mich ins Krankenhaus bringen. Nicht immer zu Unrecht. Davor habe ich Angst. Denn für manche ist das eine Reise ohne Wiederkehr.

Wieder liege ich nackt und bloß vor dir, beschämt, dass mein Körper seine Tätigkeiten nicht mehr kontrollieren kann. Deine Hände, routiniert und doch sanft, reinigen mich ganz selbstverständlich. Ein paar belanglose Worte im Plauderton nehmen der Situation ihre Peinlichkeit und lassen mir das bisschen Würde, das mir noch geblieben ist.

Es gab Zeiten, da wickelte ich meine Kinder, meine Enkel und hatte einen unverrückbaren Platz im Leben. Jetzt liege ich hier. Langsam fühle ich mich wieder besser. An manchen Tagen im Sommer, wenn es heiß ist, kommst du mit roten Wangen oder braungebrannt zu mir gehetzt. Kleine Schweißperlen tanzen auf deiner Nase. „Die Hitze ist heute kaum zu ertragen“, sagst du, „schön kühl haben Sie es hier.“

Du schlichtest Eingekauftes in Regale, wärmst mein Essen, fegst mit Besen und Staubsauger durch die Wohnung wie ein Wirbelwind. Wie gerne würde ich dir Einhalt gebieten, nur ein kleines Weilchen, um plaudernd mit dir zusammen zu sitzen. Aber ich weiß ja – du hast viel zu tun. Andere Menschen warten auf dich.

Diese Einsicht, ich gebe es zu, habe ich nur an meinen guten Tagen. Es gibt auch andere, an denen ich unausstehlich bin, manchmal sogar aggressiv. Tage, in denen mein Geist in einem grauen Niemandsland verschwindet, ohne dass ich es verhindern kann. Dann sind mir andere Menschen egal. Ich bin die Einzige, um die es geht, die Einzige, die alt und bedürftig ist. Ich bestehe auf meine Zeit, die von dir eingehalten werden muss. Wo kommen wir denn hin, wenn man mich aus purer Laune hin und her schiebt wie ein Möbelstück. Da kann es auch vorkommen, dass ich felsenfest überzeugt bin: Du hast meinen rechten Schuh, meine Fernbedienung oder auch das Spitzendeckerl, das ich nicht finden kann. Du hast Lebensmittel aus meinem Eiskasten weggeworfen, die trotz überschrittenem Ablaufdatum noch essbar gewesen wären.

Es gibt Tage, an denen ich darauf bestehe, dass der Fernseher bei der Körperpflege abgedeckt sein muss. Schließlich bin ich kein Schauobjekt für die Öffentlichkeit. In diesen Phasen weiß ich genau, dass ich mein Brot nur von diesem Bäcker, die Wurst von jenem Fleischer und das Obst ausschließlich vom Greißler drei Gassen ums Eck beziehen kann. Ich weiß auch genau, dass du alles in allem, mit Einkaufen, Aufräumen, Essen-Wärmen und Körperpflege keinesfalls länger als fünfundvierzig Minuten brauchen kannst. Das Rezept vom Arzt und das Medikament aus der Apotheke holen ist in dieser Zeit noch ganz locker unterzubringen.

An meinen hellen Tagen erzähle ich dir – und es ist oftmals das Gleiche – aus meinem Leben, meiner Kindheit, der Jugend, meiner ersten Liebe, dem Krieg.

Ich erkläre dir, wie du dich adrett kleiden sollst, die Weste um die Hüfte gebunden, weil das deine Taille betont, wie du dich, mit züchtig übereinander geschlagenen Beinen, im Stadtpark auf eine Bank setzen sollst, mit einem Buch in der Hand, in dem du vorgibst zu lesen. Und wenn sich dann ein Mann neben dich setzt, und das tun sie immer, ich weiß das aus meiner Jugendzeit, beginnst du über belanglose Dinge mit ihm zu plaudern. So macht man das, wenn man jemanden kennen lernen will.

Ich vertraue dir Freuden und Leiden meiner Ehe an. Wie mir mein Mann den Heiratsantrag gemacht hat und kaum waren wir verheiratet, der Krieg ausbrach. Wie schwer es war, immer die Angst, er kommt nicht wieder.

Von den Russen, wie sie die Frauen bei uns im Keller vergewaltigt haben.

Ich erzähle dir über Freuden und Sorgen mit Kindern und Enkeln.

Ich erzähle dir vom Tod meines Sohnes, den diese moderne Krankheit aufgefressen hat, bis aus dem durchtrainierten Jungen ein schmaler und bleicher Greis geworden war. Wie sein Inneres mit Pilz befallen war, seine Augen zu erblinden begannen und er seine Beine nicht

mehr koordinieren konnte. Wie jeden Tag ein anderer aus unserer Familie im Krankenhaus war, bis er in meinen Armen gestorben ist, als einer von vielen Aidskranken.
Nicht immer war ich hilflos und alt. Die Kinder liebten mich, als ich noch unterrichten konnte. Es war mir wichtig, den jungen Menschen nicht nur Wissen sondern auch Werte mitzugeben auf ihrem Weg. Werte, die heute so unmodern oder vielleicht wieder modern sind. Ich wusste so viel über Kunst und Musik. Ab und zu blitzen heute noch Gedichte durch meinen Kopf und ich bin in der Lage, Shakespeare zu rezitieren. Meine Hände, mit denen ich zierliche Geschenke basteln konnte, sind nicht mehr in der Lage, Knöpfe zuzumachen oder Schuhbänder zu binden.
Es kann sein, dass ich die Tasse Tee nicht mehr zu meinem Mund führen kann, ohne einen Teil des Inhalts zu verschütten.
Was würde ich tun – ohne dich. Du bist mir näher, vertrauter als leibliche Verwandte. Ich habe das Gefühl, du siehst weniger auf mich herab. An manchen Tagen kann ich in deinem Gesicht lesen.
Ich erkenne die Sorgen um deinen Mann, dein krankes Kind, oder die Überlegungen, ob das Gehalt in diesem Monat für deine Ausgaben reichen wird.
Ich sehe, wie mühsam du dich aufrichtest nach dem Bücken, wie schmerzhaft schwer die Einkaufstaschen waren, die du für mich getragen hast.
Jetzt im Herbst, wenn die Blätter fallen und der Sturm den Regen vor sich her peitscht, kommst du niesend und mit fiebrigen Augen, um mich nicht im Stich zu lassen.
„Es geht schon“, meinst du, „jetzt kommt das Wochenende und bis Montag geht's schon wieder.“ Du warst auch mit bandagiertem Unterarm bei mir, nachdem dich ein Radfahrer umgestoßen hatte.
„Es ist halb so schlimm“, hast du gesagt, aber ich konnte deine Schmerzen bei manchen Bewegungen in deinen Augen sehen. Du weißt, wie unruhig und nervös ich werde, wenn an deiner Stelle eine Kollegin kommt, deren Stimme mir fremd ist, die sich wieder nicht auskennt, der ich alles neu erklären muss.
Der Nebel verwischt die Konturen der Bäume und Häuser vor meinem Fenster. Ich würde gerne den Friedhof besuchen. Wenn wir Stunden sparen und zusammenlegen, könnten wir vielleicht gemeinsam gehen. An deinem Arm fühle ich mich sicher bei diesem Wagnis.
Bald ist mein Geburtstag. Meine Kinder werden ihren Anstandsbesuch bei mir machen. Nicht, dass sie mich nicht liebten – sie haben nur so wenig Zeit. Es ist so viel zu tun, viel Arbeit und

eigene Kinder. Ich versuche, zu verstehen. Ich weiß, auch du hast Familie, auch du hast Kinder. Trotzdem werde ich auch an Tagen wie Ostern oder Weinachten den Schlüssel im Schloss hören und deine Stimme. Ich weiß, es ist dein Beruf – aber ich fühle es ist mehr. Ein bisschen Zuneigung, ein bisschen Gefühl für mich ist dabei. In diesen Tagen weiß ich genau:
Du bist beinahe ein Engel!

Regenbogen

Als ich klein war, dachte ich,
das Ende des Regenbogens zu finden,
wenn ich älter wäre.
Als ich älter war, dachte ich,
das Ende des Regenbogens zu finden,
wenn ich weiser wäre.
Als ich Frau war und noch immer nicht weise, dachte ich,
ein Mann würde kommen,
um mir den Weg zu zeigen zum Ende des Regenbogens.
Heute, alt und vielleicht ein wenig weiser, erkenne ich:
Gott allein ist Anfang und Ende des Regenbogens.

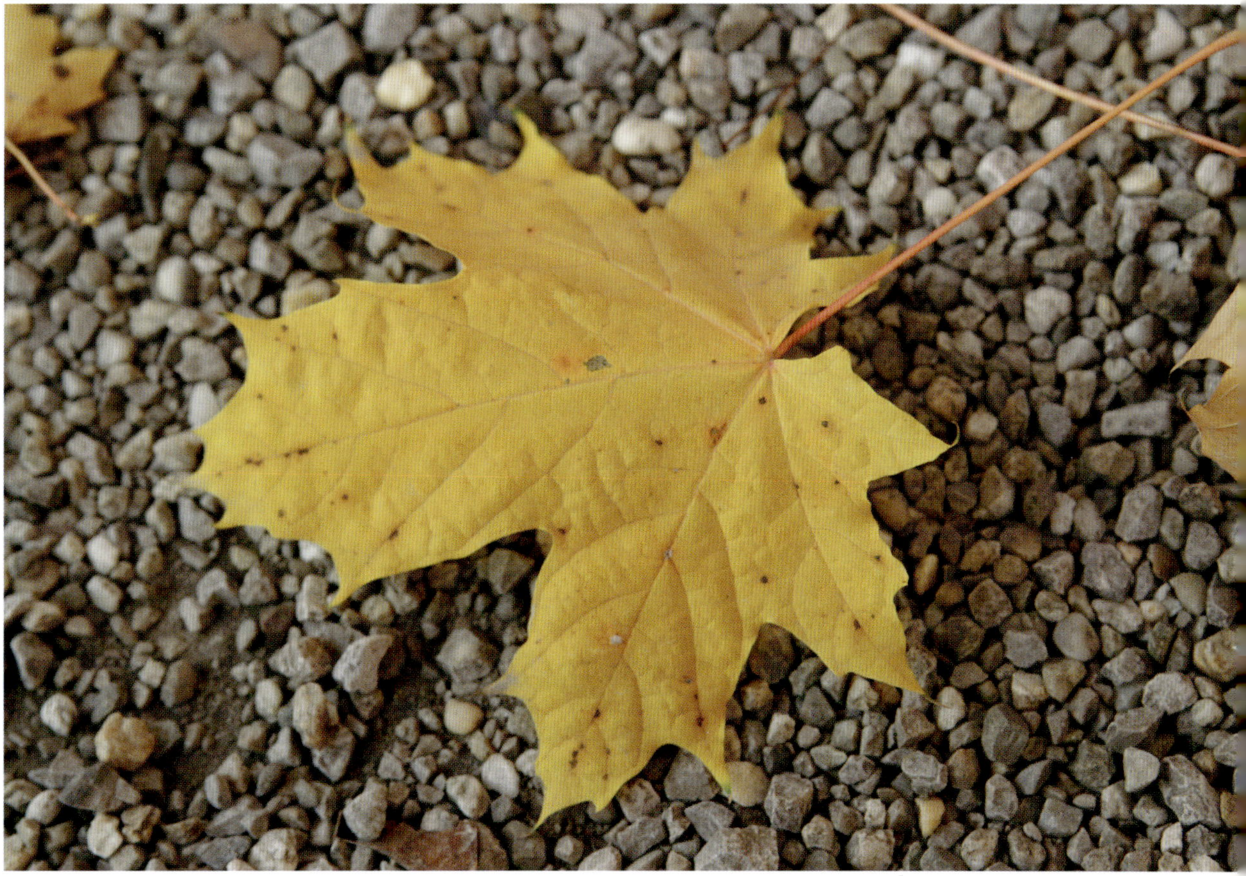

Denn eines gehört zum anderen

Als Veronika das Haus verließ, klebte der Novembernebel zwischen Himmel und Erde fest. Ihr Blick drang nicht mal bis zur nächsten Hauseinfahrt durch. Das nasskalte Wetter würde ihr nicht viel anhaben. Sie hatte ihre rote Kappe über den Kopf gestülpt, den bunten Schal um ihren Hals gewickelt und schon konnte es losgehen. Veronika mochte auch diese Jahreszeit. Der Nebel hatte so etwas Geheimnisvolles, fand sie.

Mit raschen Schritten eilte sie zur Straßenbahnhaltestelle. Wenn sie nicht zu lange warten musste, konnte sie die kleine Verspätung, die das Versagen des Weckers verursacht hatte, wieder wettmachen. Wie sollte sie wissen, dass seine Batterie leer war? Das als Entschuldigung bei einem Klienten anzuführen, war ihr allerdings peinlich.

Sie hatte Glück. Die Straßenbahn hielt genau bei ihrem Kommen in der Station.

In Herrn Erhards Wohnung umfing sie, wie fast immer, diese friedliche Stimmung eines harmonischen Familienlebens. Herr Erhard war aufgrund seiner angeborenen schweren Behinderung zeitlebens an den Rollstuhl gefesselt. Die Arme waren nur bis zum Ellenbogen entwickelt, die Beine fehlten seinem Körper fast zur Gänze. Diese Tatsache hatte ihn aber nicht daran gehindert, zu studieren und heute einer sinnvollen Tätigkeit nachzugehen. Seit einem Jahr half Veronika bei der Körperpflege und beim Baden, versorgte ab und zu auftretende, wunde Stellen. Früher hatte sich Frau Erhard um ihren Gatten alleine gekümmert. Seit der Schwangerschaft, in der ihr das Heben untersagt worden war, war Veronika ein stiller Teil dieser Familie geworden. Immer wieder staunte Veronika über die Harmonie, die diese beiden Menschen verband. Weder Frau noch Herr Erhard wirkte verbittert oder haderte mit dem Schicksal. Wie oft dachte Veronika: An solchen Menschen könnten sich viele Gesunde, die immer einen Grund zum Klagen oder Nörgeln fanden, ein Beispiel nehmen. Das Leben der beiden war, durch die Behinderung bedingt, sicher alles andere als leicht, aber sie waren glücklich. Um so mehr jetzt, seitdem der kleine Manuel geboren war. Er lachte ihr fröhlich entgegen, wenn sie ihrer Tätigkeit nachging. Das Ehepaar Erhard hatte zwar gewisse Eigenheiten, das Handtuch musste korrekt an diesem, die Bürste an jenem Platz liegen, aber das war für Veronika kein Problem. Sie berücksichtigte diese Anliegen. Schließlich war sie es, die in ihre Wohnung eindrang. „Auf Wiedersehen, bis morgen“, verabschiedete sie sich und schloss leise die Türe.

Mittlerweile hatte sich der Nebel gelichtet und die Bäume nahe der Alten Donau reckten ihre

kahlen Zweige, die abends immer Treffpunkt zahlreicher Krähenschwärme waren, gegen den grauen Himmel. Ein kleiner Junge hastete an der Seite seines Freundes an ihr vorüber. Die beiden, so entnahm sie dem Gespräch, waren spät dran und würden einen Teil des Unterrichts versäumen.
Der Junge erinnerte sie an den Sohn von Frau Andres. Die Klientin war jung und hübsch, aber geistig zurückgeblieben gewesen. Der Sohn wurde ihr im Alter von zwei Jahren vom Jugendamt entzogen und zu Pflegeeltern gebracht. Veronika kannte ihn nur von zahlreichen Fotos, die in der Wohnung von Frau Andres standen. Zwei weitere Kinder wurden der Klientin gleich nach der Geburt genommen. Sie sei aufgrund ihres Geisteszustandes nicht in der Lage, für ihre Kinder zu sorgen, hieß es. Das alles hatte Veronika im Laufe der Zeit erfahren, in der sie Frau Andres betreut hatte. Im November des vergangenen Jahres stellte der Arzt fest, dass die Klientin erneut schwanger sei. Frau Andres war wild entschlossen, dieses Kind zu behalten. Sie schmiedete einen Plan, in dem Veronika eine wichtige Rolle zugedacht war. Vorerst bat die Klientin Veronika nur Wolle mitzubringen. Sie strickte und häkelte Babyjäckchen, Schuhe und Hauben. Als der Geburtstermin näher rückte, funktionierte Frau Andres eine Lade ihrer Kommode in ein Babybettchen um. „Hier werde ich das Kind verstecken“, vertraute sie Veronika an. Sie wollte das Kind unter keinen Umständen wieder verlieren.
„Das Baby nehmen die mir nicht weg“, flüsterte sie immer wieder beschwörend.
Veronika bedauerte die Klientin in ihrem ohne Zweifel aussichtslosen Kampf. Die Behörden würden das Kind nicht der Mutter überlassen.
Doch der Ideenreichtum hörte nicht bei einem verborgenen Babybettchen auf. Frau Andres begriff trotz ihrer geistigen Behinderung, dass die Geburt in einem Krankenhaus die gleichen Folgen wie die letzten beiden Male haben würde. Jetzt erfuhr Veronika den ihr zugedachten Part in Frau Andres’ Plan. „Nehmen Sie immer, wenn Sie zu mir kommen, eine Nagelschere und Alkohol mit“, forderte die Klientin Veronika auf.
„Sie werden mir helfen, wenn mein Baby auf die Welt kommt. Und dann brauchen Sie die Sachen, damit Sie die Nabelschnur durchschneiden können. Das weiß ich, ich hab’ das im Krankenhaus genau gesehen.“
Es verging kein Einsatz, bei dem die Klientin nicht auf die Nagelschere und den Alkohol vergaß. Veronika war ratlos. Sie besprach die Probleme mit der Fachaufsichtsschwester und mit der Einsatzleitung. Jedem Beteiligten war klar, wo die Geburt letzten Endes aller Wahrscheinlichkeit nach vonstatten gehen würde, nämlich im Krankenhaus. Es gab keine Alternative. Für Veronika

wurde jeder Einsatz zum Spießrutenlauf. Es war ihr nicht möglich, die Not der Klientin an ihr abprallen zu lassen. Dieser Hilfeschrei belastete Veronikas Gewissen. Sie hatte Angst, je näher der Geburtstermin kam, unter Umständen doch mit dieser Situation konfrontiert zu werden. Sie hatte auch Angst davor, dass gerade sie es sein musste, die die Rettung holen würde.
Drei Tage vor dem Termin wurde in der Einsatzleitung gemeldet, dass Frau Andres im Krankenhaus sei. Weitere Einsätze seien derzeit nicht nötig. Veronika bedauerte die Situation, in der sich die Klientin befand, trotzdem war sie über diese Entwicklung sehr erleichtert.
Es war kalt geworden, der Wind pfiff und heulte um die Ecken der Häuser. Veronika gönnte sich einen warmen Kakao. Sie musste erst in einer halben Stunde bei der nächsten Klientin sein.
Veronika nahm den Aufzug und fuhr in den sechsten Stock hinauf. Oben angekommen, nahm sie den Schlüssel aus dem Tresor und öffnete wie jeden Tag die Tür zu Frau Edoms Wohnung.
„Guten Tag!", rief sie laut. Frau Edom war ein wenig ängstlich und leicht schwerhörig. Veronika hatte sich angewöhnt, schon laut zu grüßen, ehe sie die Klientin noch sah. So vermied sie, dass diese erschrak, wenn sie plötzlich vor ihr stand. Keine Antwort.
Veronika betrat das Wohnzimmer, es war leer. Sie ging ins Schlafzimmer. Auch hier, das Bett frisch gemacht, aber keine Frau Edom. Wo war sie bloß? Veronika eilte in die Küche, auch dort war sie nicht. Schließlich führte sie ihr Weg ins Badezimmer. Der Anblick, der sich ihr bot, ließ sie erstarren. Eine eisige Hand griff an ihr Herz. Sie war einige Sekunden unfähig sich zu bewegen. Frau Edom lag in der Badewanne, gut verkeilt mit einem Besenstiel. Das Wasser tropfte langsam und regelmäßig von dem bleichen Arm, der über den Rand der Wanne hing. Um Frau Edoms Hals lag der metallene, gerippte Schlauch der Brause wie in einer Schlinge. Ihr Gesicht war blau angelaufen. Das Röcheln einer Sterbenden durchdrang das Badezimmer.
Veronika schloss die Augen, atmete tief durch und wies sich selbst zurecht:
Reiß dich zusammen, aufregen kannst du dich später, jetzt musst du handeln.
Aber was tun? Vor allem was zuerst? Sie entschloss sich zuerst zu handeln und dann zu telefonieren. Es war Gefahr im Verzug. Frau Edom konnte jeden Moment sterben.
Sie lief zur Wanne und versuchte mit der Kraft der Verzweiflung, den Schlauch vom Hals der Klientin zu entfernen. Veronika zog und zerrte, es war nicht so einfach. Die Klientin war schwer und hing mit ihrem vollen Gewicht in der Schlinge. Als es ihr endlich gelungen war, bettet sie den Kopf der Klientin so, dass er nicht ins Wasser abgleiten konnte und rief die Rettung und die Einsatzleitung an. Mittlerweile lief ein Zittern durch ihren Körper, das sie nicht beherrschen konnte. Der Mann am Telefon der Einsatzzentrale der Rettung versprach, rasch zu kommen.

Veronika hockte neben dem Rand der Wanne und versuchte, das krampfhafte Schnappen nach Luft der Klientin zu überhören. Sie war verzweifelt. Die Zeiger der Uhr schienen still zu stehen. Was konnte sie noch tun? Sie ergriff Frau Edoms Arm und versuchte, den Puls zu fühlen. Er war schwach, kaum mehr vorhanden.
Verdammt, wo blieb nur die Rettung? Wie lange dauerte das denn? Wie war das hier passiert? War es ein tragisches Unglück, dass sich die Schlinge um den Hals gelegt hatte? Und der Besenstiel? Wieso war er quer über die Wanne geklemmt? Nein, eigentlich sah dieses Szenario nicht nach Unfall aus.
Also war es Absicht der Klientin gewesen? Und wenn ja, hatte sie das Recht, ihren Freitod zu verhindern? Warum waren ihr Frau Edoms Vorbereitungen zur Reise ins Jenseits entgangen, wieso hatte sie ihre Todessehnsucht nicht wahrgenommen? Was konnte sie tun? Sollte sie sich abwenden und so tun, als ginge sie das Ganze nichts an?
Warum war gerade sie in eine solche Lage geraten? Wo blieb denn nur die Rettung? Immer mehr begann Panik von Veronika Besitz zu ergreifen. Ich will nicht schuld sein, wenn sie stirbt! Endlich, nach einer ihr endlos erschienenen Zeitspanne, läutete die Rettung. Nun übernahmen andere die Verantwortung, sie konnte gehen.
Wie schön hatte dieser Tag begonnen und jetzt? Wie sollte sie jemals wieder diesen Anblick aus ihrem Gedächtnis verbannen?
Ihr Weg führte sie an der großen, alten Kirche vorbei, wie magisch zog es sie in ihr Inneres. Ihr Blick blieb am Kreuz hängen und plötzlich wusste sie, Jesus würde ihr helfen.

Wohin soll ich gehen?

Wohin soll ich gehen,
wenn Kummer und Leid mein Innerstes
zu sprengen droht
und ich tausend Tode sterbe,
wenn nachts der Schlaf vor mir flieht
und die steigende Flut der Gefühle
mir die Luft zum Atmen raubt?

Wohin soll ich gehen,
wenn sich kein Ausweg auftut,
kein Gebet von mir ausreicht,
um dich zu mir zurückzubringen,
wenn „nicht zu ändern“
in feuerroten Lettern
durch meine Nächte lodert?

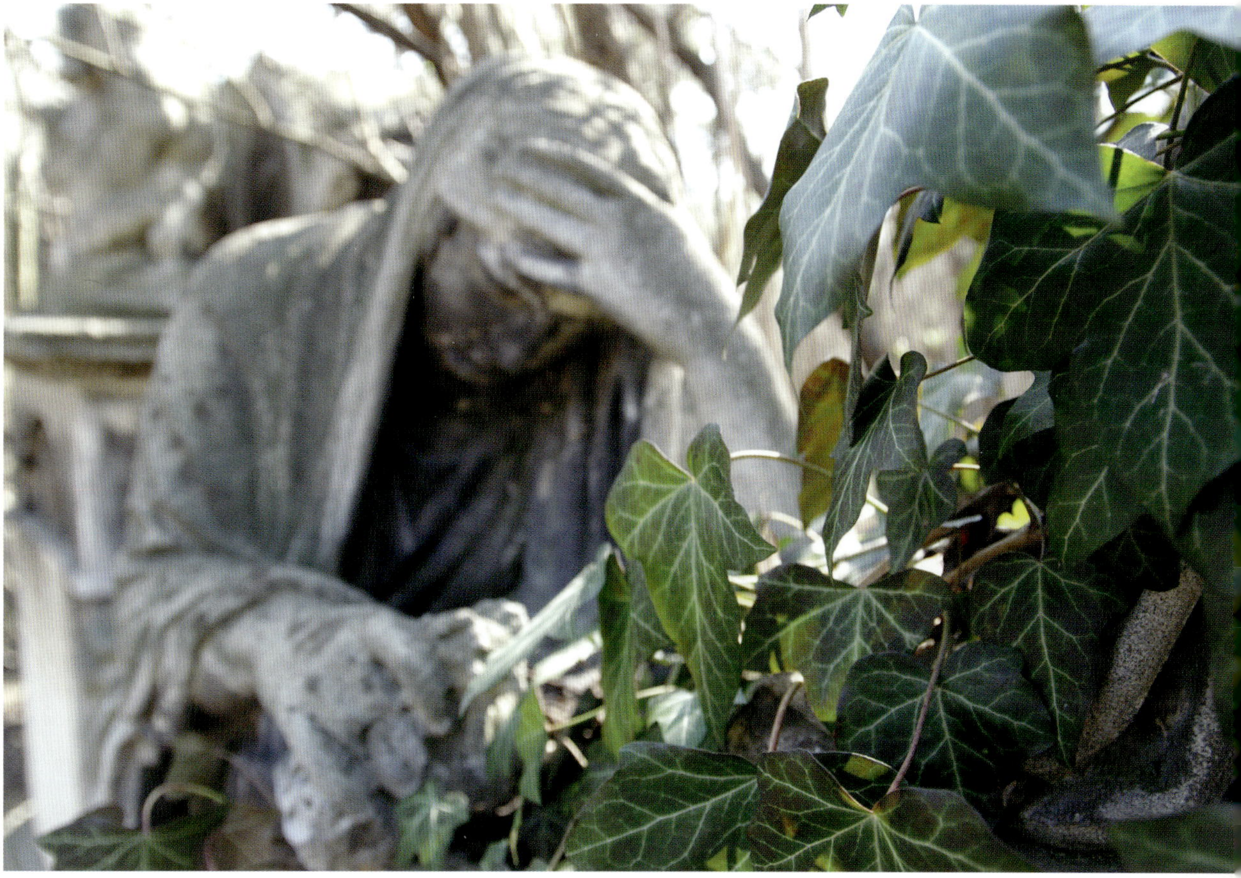

Weihnachten

Ein Brief der kleinen Kathi – geschrieben mit Hilfe der großen Schwester:

Liebes Christkind!

Es gibt viele Dinge, die ich mir wünsche:
den I-Ah (du weißt schon, den Esel, den Freund von Puh dem Bären), ein Harry Potter-Buch, den roten Mantel mit Puh dem Bären drauf, Eislaufschuhe, einen großen Christbaum und eine echte kleine Katze. Aber am meisten wünsche ich mir, dass Mutti mehr Zeit für mich hat.
Meine Mutti „betreut alte Menschen", so heißt das, glaub ich. Zuerst hab ich nicht genau gewusst, was das bedeutet, und Mutti erzählt nicht viel darüber, das darf sie nicht, hat sie gesagt. Aber immer wenn sie Dienstübergabe hat und mit ihrer Freundin plaudert, damit die alles weiß, was so passiert ist, und ich spiele daneben, denkt sie, ich höre nicht zu. Aber du weißt ja, wie neugierig ich bin.
Da hab ich schon viele erstaunliche Dinge erfahren, die ich nicht verstehen kann. Meine Mutti hat erklärt, dass sie für Frau Wiese jetzt Windeln bestellen müssen, weil sie das Zimmerklo nicht mehr benutzen kann und dass auch Betteinlagen notwendig sind.
Unsere Nachbarin hat ein Baby, das ist winzig klein. Das braucht Windeln! Aber Große? Schämen die sich nicht?
Ich hab Mutti gefragt und sie hat mir erklärt, dass ein Zimmerklo so ähnlich wie ein Töpfchen für Kinder ist. Manche Menschen brauchen das, weil sie nicht mehr so weit bis zum WC gehen können. Wenn sie auch dafür schon zu schwach sind oder zu krank oder ihr Gehirn nicht mehr richtig funktioniert, müssen sie gewickelt werden. Das ist schon traurig. Vielleicht könntest du sie wieder gesund machen?
Einmal habe ich laut gelacht, als Mutti und ihre Freundin einander erzählt haben, dass Frau Berger aus ihrem Kot kleine Kugeln formt und sie in den Eiskasten legt.
Igitt, wie grausig!
Manchmal redet die Frau mit dem Spiegel oder sie kann aus der Toilette nicht heraus, weil sie sich nicht umdrehen kann und die Tür nicht mehr findet. Meine Mutti hat mir erklärt, dass das überhaupt nicht lustig ist und dass diese Frau nicht mehr weiß, was sie tut.

Wie gibt es denn das? Das hab ich sogar gewusst, als ich noch viel kleiner war!
Einmal hab ich gehört, wie Mutti erzählt hat, dass eine Frau die Türe nicht aufgemacht hat, obwohl sie geklopft und geläutet hat. Und die Mutti hat nicht in die Wohnung hineinkommen können, weil kein Schlüssel da war. Dann hat sie gehört, dass die Frau um Hilfe gerufen hat. Sie ist am Boden gelegen und hat nicht aufstehen können. Da ist die Mutti über eine Mauer geklettert, dann auf den Mistkübel gestiegen und durch das Fenster in die Wohnung gekommen.
So ein Glück, dass meine Mutti so gut klettern kann und dass das Fenster offen war. Ich hätte das nie tun dürfen, mit mir hätten meine Eltern ordentlich geschimpft!
Aber für die Frau war das gut. Die Rettung ist gekommen und hat sie ins Spital gebracht. Sie ist sogar operiert worden, weil sie den Oberschenkel gebrochen hatte. Später ist sie wieder nach Hause gekommen und war einverstanden, dass an ihrer Wohnungstür ein Tresor montiert wird. Da gibt Mutti immer den Schlüssel hinein. Jetzt kann nichts mehr passieren. Manche alte Menschen können doch sehr vernünftig sein. Vielleicht kannst du auch Muttis Freundin helfen?
Wenn ihre Kinder krank sind, hat sie niemanden, der aufpassen kann. Ihr Mann muss auch arbeiten gehen und die Oma wohnt in Tirol. Ich hab es gut. Wenn ich krank bin, kommt meine Oma, die wohnt gleich im Nachbarhaus. Sie kommt auch zu mir, wenn Ferien sind im Kindergarten und sie wird mich auch in die Schule führen nächstes Jahr. Die Kinder von Muttis Freundin müssen schon ganz früh aufstehen. Sie sind immer die ersten im Kindergarten. Die tun mir leid!
Vorige Woche hab ich gehört, wie Muttis Freundin von Frau Susa erzählt hat.
Eigentlich mochte ich diese Frau, obwohl ich sie nicht kenne, aber sie hat einen kleinen Hund. Menschen, die Tiere haben, müssen lieb sein, hab ich mir gedacht. Dieser Hund ist ein bisschen verrückt, entschuldige wenn ich so was sage. Er hat Mutti und auch ihre Freundin schon manchmal ins Bein gezwickt. Jetzt wird er immer in ein anderes Zimmer gesperrt, wenn Mutti da ist. Aber seit kurzem kann ich Frau Susa überhaupt nicht mehr leiden. Sie hat Muttis Freundin angeschrien:
„Geben Sie ihren falschen Busen heraus, ich weiß doch, dass Sie ein Mann sind!“
Wie kann sie denn so etwas sagen? Nur weil die Freundin kurze Haare hat und eine tiefe Stimme ist sie doch kein Mann! Diese Erwachsenen haben manchmal sehr komische Ideen. Das ist richtig frech. Also ich darf nie so freche Dinge sagen. Einmal hat Mutti blaue Flecken am Schienbein gehabt, weil ein Mann nach ihr getreten hat. Ich war so wütend – am liebsten hätte

ich ihn verprügelt. Aber Mutti hat mir gesagt, er ist krank und zornig und weiß oft nicht, was er tut. Gibt es so was?
Einmal hat ein Mann seine Zähne im Spital vergessen und meine Mutti ist spät am Abend hingefahren, um sie zu holen.
Wie kann man denn seine Zähne vergessen? Entschuldige. Ich weiß, ich frage zu viel, das sagt meine Schwester auch immer. An manchen Tagen kann Mutti mich nicht hochheben, weil ihr der Rücken so weh tut. Die alten Leute hebt sie aber immer.
„Das ist etwas anderes", sagt sie. Aber das versteh ich nicht und bin wütend.
Manchmal geht meine Mutti am Nachmittag wieder weg, obwohl sie erst ganz kurz zu Hause ist und kommt erst wieder, wenn ich schon schlafe. Sie fehlt mir! Ich halte so gerne ihre Hand, wenn sie mir eine Gutenachtgeschichte vorliest. Obwohl ihre Hände manchmal kratzen.
„Du hast wieder vergessen, bei der Arbeit Deine Handschuhe anzuziehen!" beschwere ich mich. Dann lacht sie, aber nur mit den Augen und streicht mir über das Haar.
„Machst Du das bei Deinen Klienten auch?", frage ich.
„Manchmal", sagt sie. Dann bin ich eifersüchtig, denn sie gehört mir und soll das nicht machen.
Mutti hat mir erklärt, dass viele Leute ganz alleine sind. Sie haben keine Kinder oder Enkelkinder, niemanden, der lieb zu ihnen ist. Da hab ich beschlossen, für diese Leute Weihnachtskarten zu zeichnen. Auch für den Bösen, der Mutti getreten hat, und für Frau Susa.
Wenn ich krank bin, und das bin ich Gott sei Dank selten, und Mutti ist zu Hause, deckt sie mich immer gut zu. Ich bekomme eine Wärmflasche, einen Wickel für den Hals, Essigwickel gegen das Fieber, Tee zum Trinken und Tee zum Gurgeln. Ich verstehe schon, dass die alten Leute meine Mutti gerne bei sich haben. Wenn sie sich um jemanden kümmert, ist er bald wieder gesund.
Leider sterben manche von ihren Klienten auch. Dann ist Mutti traurig. Ich kuschle mich ganz fest zu ihr und drück sie ganz doll. Ich hab sie gefragt, ob ihre Klienten dann Engel werden. Da hat sie gelächelt.
„Nein, sie schlafen, bis Jesus wiederkommt!"
„Aber Mutti, schlafen tut doch nicht weh, da brauchst Du doch nicht traurig sein", hab ich ihr erklärt. Aber viel geholfen hat das nicht.
Die Wochenenden, an denen meine Mutti arbeiten muss, mag ich gar nicht. Ich möchte mit ihr spielen und Ausflüge machen oder baden gehen oder auf den Christkindlmarkt. Aber sie sagt, dass ihre Klienten nichts zu Essen haben, wenn sie nicht kommt – manche muss sie sogar füttern.

Ich bin ja schon groß genug und kann alleine essen und Papa passt auf meine Schwester und mich auf. Und wenn der Herr Mayer wieder, nur mit der Windelhose an, im Stiegenhaus herumgeistert und Lärm macht und sie ihn wieder zurückbringen muss, versteh ich schon ein bisschen, dass sie nicht bei mir bleiben kann.
Liebes Christkind, ich weiß, dass eigentlich du am Heiligen Abend Geburtstag hast. Darum will ich dir etwas schenken. Ich schenke dir ein Versprechen. Ich werde in Zukunft meine Mutti mit den Menschen teilen, die sie brauchen, ohne zornig zu sein oder traurig, ohne zu motzen oder zu quengeln.
Schließlich weiß ich, dass keine zu kranken Menschen so lieb sein kann wie sie, und dass du ihre Hilfe brauchst.

Deine K A T H I

Mutter

Solange ich denken kann,
warst du da,
mit mir bei meinem Lachen,
mit mir bei meinem Weinen,
mit mir in meinem Leiden und Lieben.

Solange ich denken kann,
warst du unverändert –
alterslos –
weil altern an dir
von mir
nicht akzeptiert wird.

Für mich bleibst du verzweifelt gleich,
ohne den Spuren in deinem Gesicht,
ohne dem Grau deiner Haare,
ohne dem Müdewerden deines Körpers,
weil ein Leben ohne dich
für mich
unvorstellbar ist.

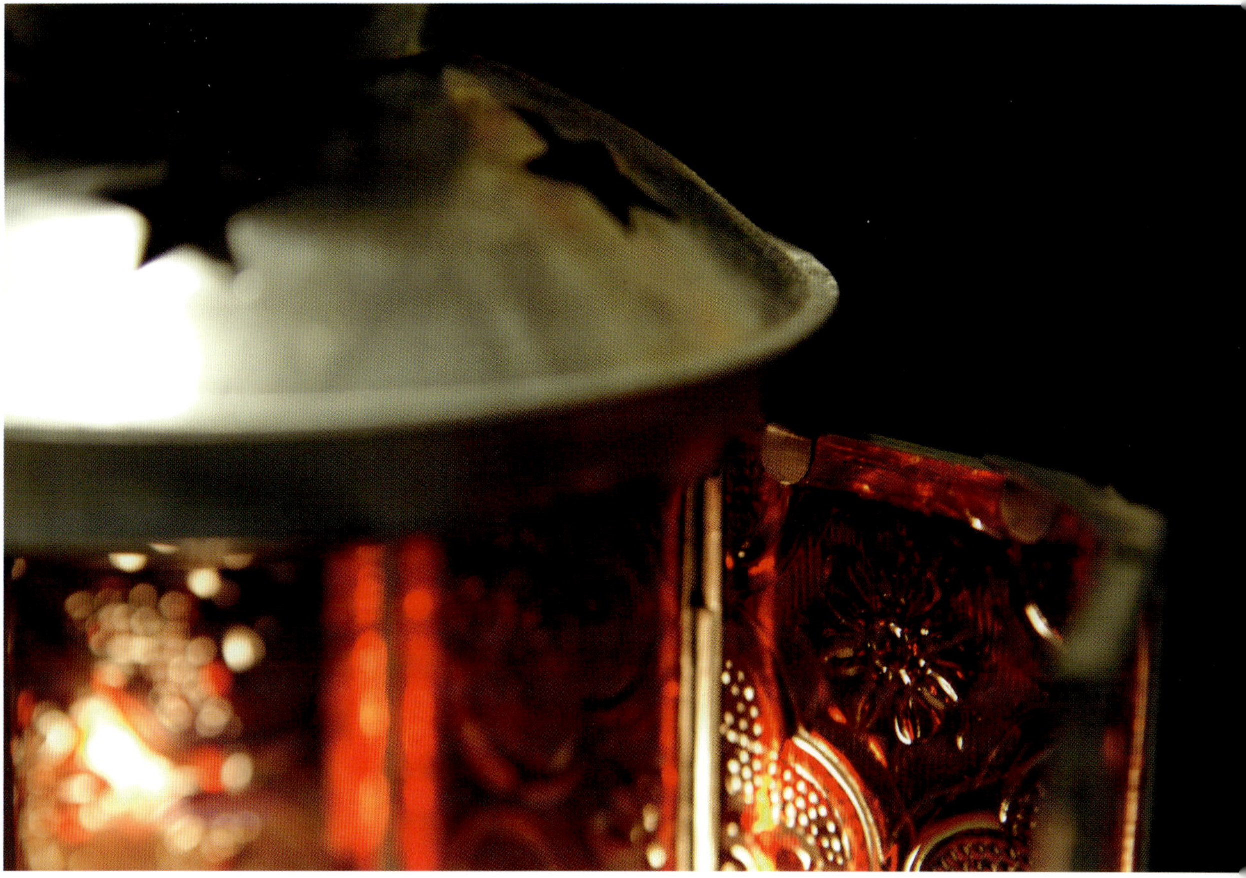